発達障害かもしれない

見た目は普通の、ちょっと変わった子

磯部潮

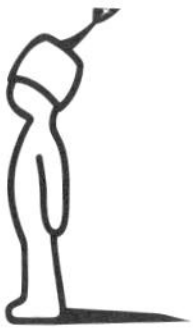

光文社新書

目次

第六章　軽度発達障害の実際のケース

参考文献

108～109ページイラスト　飯箸　薫

プロローグ

理解されにくい発達障害

近年、子どもの心の危機が叫ばれて久しい感があります。不登校やひきこもり、児童虐待、学級崩壊など社会問題となっているものもあれば、高機能自閉症やアスペルガー症候群、LD（学習障害）、ADHD（注意欠陥多動性障害）など、これまであまりなじみのなかった言葉も、しばしばマスメディアの話題に上ります（注　本書における子どもの「心」とは、子どもが本来持ち、成長に不可欠な、考えたり、感じたりする働きのもととなっているものを指します）。

しかしその一方で、子どもの心の理解は進んでいるとは言い難《がた》いのが現状ではないでしょうか。とくに軽度発達障害と呼ばれるアスペルガー症候群や高機能自閉症については、まったくといっていいほどです。

発達障害の代表的疾患とされる自閉症についても同様の状況で、つい先日も、近隣の病院から、自宅にひきこもっている一八歳の男性患者を自閉症ではないかと紹介されました。もちろんこれはまったく見当違いの診断で、いわゆる「社会的ひきこもり」といわれる青年でした。

このように、医者でさえも自閉症について無知なのです。いわんやアスペルガー症候群や高機能自閉症など、おそらく聞いたこともないのではないかと思います。

本文で詳しく説明しますが、まずここで発達障害がどういうものかについて、簡単にふれておきましょう。予備知識として頭に入れておいていただければ、スムーズに読み進められると思います。

発達障害とは、先天性の脳の機能障害といわれています。かつて親の養育態度やテレビの見すぎなどが原因として取り沙汰されたことがありましたが、今ではそれらはすべて否定されています。

その主な障害には、自閉症、高機能自閉症、アスペルガー症候群、ＬＤ、ＡＤＨＤがあります。このなかで最初の三つ（自閉症、高機能自閉症、アスペルガー症候群）を一連の障害

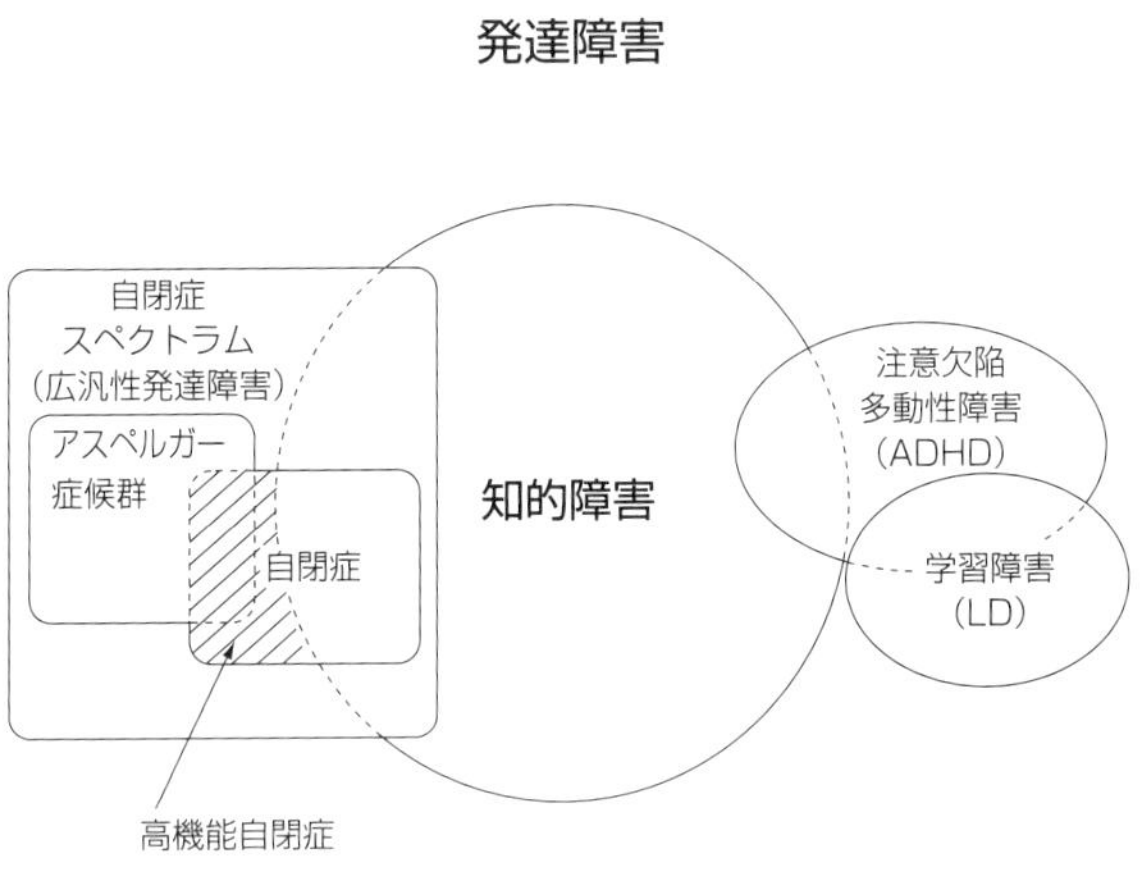

「毎日新聞」（2005年1月9日付）の図をもとに作成

として捉《とら》え、自閉症スペクトラム、あるいは広汎性発達障害ということもあります。

自閉症は、社会性、コミュニケーション、想像力の三領域に障害が見られます（「三つ組」の障害ともいいます）。具体的には、親しい人とも目を合わせられなかったり、言葉の発達が極端に遅かったり、人のものを唐突に取ってしまったり、特定のものに異常な興味を示したりします。三歳くらいまでに出現し、その多くは知的障害（ＩＱ七〇以下）を伴います。

高機能自閉症とは、自閉症のなかで知的障害を伴わないもの、アスペルガー症候群とは、自閉症と同様の障害を持ちつつも、知的障害を伴わず、言語発達の遅れがないものを指します。

ＡＤＨＤは、極度に落ち着きや集中力がなく、社会生活に困難が伴う障害、ＬＤは知的障害はないものの、読字、書字、計算などの特定分野が極端にできない障害を指します。

これらの発達障害の最大の特徴は、本人も家族も障害に気づきにくい点にあります。見た目は普通の子どもと変わらないために、人付き合いがうまくいかないことなども、親のしつけや本人のわがままのせいにされてしまうケースが多いのです。

悲惨な事件

二〇〇三年七月に長崎市で起きた幼稚園児誘拐殺人事件の加害者である、中学一年生（当時）の男子生徒は、アスペルガー症候群と診断されました。ただし長崎家裁は、アスペルガー症候群が直接事件につながったわけではないと指摘しています。児童精神医学の専門家の多くも、アスペルガー症候群の子どもたちは加害者よりむしろ被害者になることのほうが圧倒的に多いとしています。

しかし、センセーショナルな報道のなかには、事件の原因を短絡的に病気と結びつけるものもありました。あたかも「アスペルガー症候群」によって凶悪な事件が発生したかのような報道が一部でなされたのです。

このことは、事件と無関係のアスペルガー症候群の当事者や家族にとって、いわれのない誹謗《ひぼう》・中傷《ちゅうしょう》であり、彼らが精神的ダメージを受けたことは想像に難《かた》くありません。この事件では、こともあろうに当時の構造改革特区・防災担当相が、「親なんか市中引き回しの上、打ち首にすればいい」などという暴言を吐きました。

これは二つの意味で悲劇的です。アスペルガー症候群の人が犯罪に加担するという誤解と、アスペルガー症候群は親の養育が原因であるという見当外れの思い込みを生じさせてしまうからです。

長崎家裁は、犯人の少年の処分決定の理由で、「親の厳しい養育態度が少年のコミュニケーションのつたなさ、共感性の乏しさに拍車をかけた」と述べています。もし、アスペルガー症候群という診断が早期になされ、療育（治療教育）が適切になされていれば、このような悲劇も起こらなかったのではないかと考えずにはいられません。

「高機能自閉症」「アスペルガー症候群」「軽度発達障害」といった言葉が一般に定着し、それらがどういうものかについての理解が進めば、「親のしつけが悪い」「愛情が足りない」などという誤った認識が改められ、本人や家族が追い詰められるようなこともなくなるのではないでしょうか。

　同様に、二〇〇〇年五月に愛知県豊川市で、「人を殺す経験がしたかった」という動機から主婦を殺害した当時高校三年生の少年も、アスペルガー症候群と診断されました。名古屋地裁は、少年が部活動をやめて心に空白が生じたことが事件のきっかけであるとしています。

　これも障害が早期に診断され、療育が行われていれば、少年が独りよがりの誤った考えにとらわれることもなかったかもしれません。


　二〇〇四年一二月の臨時国会で、ようやく発達障害者支援法が成立し、二〇〇五年の四月から施行されることになりました。

　これまで、全人口の二～六%を占めるともいわれる発達障害は、知的障害を伴わない限り法的には福祉サービスの対象外でしたが、この法律によって、早期支援体制作りがなされるようになったのです。「やっと」という感は否めませんが、とにもかくにも発達障害に対する公的支援の第一歩が踏み出されるのです。

　また、この法律には、障害を持つ本人だけではなく、家族への支援も盛り込まれています。

すでにふれましたが、発達障害（とくに軽度発達障害）は周囲からはその障害がわかりにくく、「親のしつけが悪い」というふうに見られがちです。統計的な数字があるわけではないのですが、児童虐待や親子心中の陰には、多くの発達障害児がいるということが、以前からいわれています。

そういう意味でも、この法律の施行は、本人だけでなく家族にとっても救いとなるのではないでしょうか。

ユニークかつ興味深い視点

さて、高機能自閉症やアスペルガー症候群はもちろんのこと、不登校やＬＤ、ＡＤＨＤ、被虐待などで私のクリニックを受診する子どもたちは増加し続けています。

そんななか私も、これまであまり出会う機会のなかった高機能自閉症やアスペルガー症候群の子どもたちとも接するようになりました。そして彼らと接するうちに、そのユニークさが垣間《かいま》見えるようになったのです。すなわち、彼らは独特の世界観で生きていて、世界の見え方が私たちとは異なることに気づいたのです。この彼らのユニークさは、私に新しい驚きをもたらしました。

彼らをよく知るうちに、これまで抱いていた自閉症やアスペルガー症候群の子どもたちに対するあまりよくないイメージ――わけのわからないことですぐにかんしゃくを起こしたり、ところかまわず奇声をあげたり、意思疎通が困難であったりする――は消え去りました。

そのような態度はあくまでも表面的なものにすぎず、実はとても繊細な感情を有し、ユニークかつ興味深い視点で物事を把握しているということが理解できるようになったのです。

詳しくは後述しますが、彼らは五感が私たちより鋭敏であり、私たちには思いもつかないような発想が垣間見られたり、私たちが到底及ばないような能力を発揮することもあるのです。

しかし、まだ世間一般に彼らのユニークさは受け入れられておらず、以前、私が漠然とイメージしていたことと同様、風変わりで、手に負えない子どもという評価がほとんどです。

たしかに表面的には扱いづらい子どもであるのは事実かもしれません。けれど反面、このことがとても大切なのですが、ある種の高い能力を有していることもあります。そもそも物事の捉え方が他の人と違っているために誤解されているだけなのです。

彼らを深く理解することで、彼らが生きやすくなり、彼らの生活の幅が広がるだけでなく、彼らの物事の見方や捉え方から、私たち人類に普遍的なものはなにか、あるいは私たちがこれまで普遍的だと考えていたことが実際にそうなのか、ということまで理解できる可能性があるのです。

本書は高機能自閉症やアスペルガー症候群の子どもの内的体験を、できるだけ再現しようとする試みです。誤った解釈によって、不当な扱いを受けている彼らが少しでも生活しやすくなればと私は考えています。

もちろん私のそんな杞憂《きゆう》とは関係なく、発達障害を持ちながらも生き生きと生活している子どももたくさんいるでしょう。しかし私はそれでも、彼らの心の世界を世に広く知らしめたいと思うのです。

それは、彼らへの誤解を解きたいということと同時に、彼らのユニークさを理解することは新しい驚きに満ちた興味深い体験であり、ひいては人間の考え方そのものに普遍性があるのかという哲学的な問題さえも孕《はら》んでいると、私は考えているからです。

本書ではまず高機能自閉症、アスペルガー症候群という軽度発達障害に私が着目した理由を話します。その上で高機能自閉症を含む自閉症全般およびアスペルガー症候群の概念について説明し、それぞれの症状を述べます。さらに軽度発達障害とともに語られることの多い

ＬＤやＡＤＨＤとの相違点を示します。

そして、高機能自閉症、アスペルガー症候群、ＬＤ、ＡＤＨＤの実際のケースを提示し、それらに対応する治療を示し、最後に、軽度発達障害の未来への可能性についても言及したいと思います。

第一章　軽度発達障害とはなにか

自閉症から派生した軽度発達障害

高機能自閉症とアスペルガー症候群は、最近注目されるようになった障害です。

本書の最大の目的は、この二つの軽度発達障害がどういうものかを知っていただき、世間一般にそれらの障害を持つ子どもに対する理解が広がることです。その前提として、まず高機能自閉症、アスペルガー症候群という軽度発達障害は、自閉症の概念が発展してきたものであるという点にふれておく必要があります（自閉症については第二章で解説）。つまり、これらは自閉症の研究が進んだ結果、確立した概念であり、自閉症の概念の理解が、高機能自閉症、アスペルガー症候群を知るためには不可欠だということです。

一九六〇年代後半、それまで情緒障害と考えられてきた自閉症が発達障害であることが明らかになりました。つまり、それまでは親の養育態度や本人の性格によるとされてきた自閉症が、脳の障害に由来するものであるということがわかったのです。

今でも、脳のどの部分がどのように悪ければ自閉症になるのか、まではわかってはいませんが、少なくとも親の育て方のせいや本人のわがままではないということは、たしかであるとされています。

そして、発達障害とされた時点から、自閉症に対する早期の療育が行われるようになりました。その結果、療育を受けた自閉症児が成人に達する一九八〇年代後半から、自閉症の長期予後（発症から概《おおむ》ね一〇年以上の予後）が大きく改善されたのです。

自閉症に対する治療は、その障害を治すという目的以上に、自閉症児を育てていくなかで、生活全般にわたる彼らの苦手な部分を克服していくことを主眼としているために、「治療」とはいわず、治療教育という意味で「療育」という言い方をするのが一般的です。

自閉症の早期療育が開始されるとともに、その特徴もしだいに明らかになり、早期診断も可能となってきました。

たとえば、一歳半・三歳児健診のときに自閉症が疑われて専門医への受診に至り、そこで自閉症という診断が下されると、早期療育も開始されます。

具体的には、家族や家族以外の親しい人とも目を合わせなかったり、全然なつくことがなかったり、友達と上手に遊ぶことができず、しばしば相手の持ち物を唐突に取ってしまうような行動が見られたり、健診のときに落ち着きなくあちこちのものを触ってばかりいたり、特定のもの（金網とかセロファン紙など）に異常な興味を示したり、言葉の発達が遅かったりすれば、専門医への受診が勧められます。

健診でも見落とされがち

しかし、この健診のときにしばしば見落とされがちなのが、高機能自閉症とアスペルガー症候群です。健診ではあくまでも身体的な発達を中心に診《み》るので、心の発達というべき社会的な障害が軽症で、健診時に目立つことがなければ見落とされてしまうのです。

医師は短時間に多くの子どもたちを診ます。ですから、言葉の使い方が少し変わっていても（彼らは二言、三言の受け答えはできます）、なにか強いこだわりがあっても、それほど奇妙なものでなければ個性の範囲内と判断することもあります。実際、子どもの発達にはかなり個人差があり、個性もあります。

また、短時間であれば、他の子どもと遊ばずに自分の好きなものに熱中していても不自然ではありません。大きな声で騒ぎ立てたりすることがない限り、健診で異常が指摘されるようなことはないのです。

こうして、友達がいなくても一向に気に留めることなく、鉄道やプラモデルなどに異常にこだわったり、会話が少しとんちんかんでかみ合わなかったりするような少し変わった子どもとして、高機能自閉症、アスペルガー症候群の子どもは成長していきます。

　彼らは、典型的な自閉症の子どもと違い、社会性の障害が見逃されやすく、単なる「わがままな子」「自分勝手な子」「友達付き合いのできない子」といった批判的な評価を受けがちです。自分としては普通にしているつもりなのに、周囲から「困った子」といういわれのない非難を受けて困惑してしまいます。彼らには、高機能であるがゆえの困難が生じているのです。

　このような困難を背負いながらも成長した彼らの一部は、やがて高機能である特徴を生かして自分自身の伝記を著すようになりました。その代表例として、テンプル・グランディンの『我、自閉症に生まれて』、ドナ・ウィリアムズの『自閉症だったわたしへ』、森口奈緒美の『変光星』などがあげられます。

　彼らは高機能であるがゆえの困難と才能を生かして、自らの内的世界を表現することに成功しました。これまで語られることがなかった自閉症の経験を世に示すことができたのです。この内的世界についてものちほどお話しします。

　ただ、彼らの内的世界は、高機能ではあっても、自閉症であることに変わりありません。高機能自閉症、アスペルガー症候群である前に、「まず自閉症ありき」なのです。それにもかかわらず、彼らは障害を持つ人としてではなく、健常者と同様に扱われ、いわれのない非難を浴び、辛酸《しんさん》を嘗《な》めてきました。

私たちは、彼らの才能に敬意を表し、彼らの辛酸を今後に生かさなければなりません。想像を絶するような彼らの辛い経験を、今後の高機能自閉症、アスペルガー症候群の理解に役立てていくことは、私たちの義務であると強く思うのです。

五感の過敏性と状況への認知の歪み

前述のように、高機能自閉症、アスペルガー症候群の人たちが、自ら内的世界を表現したことで、しだいに彼らの物事の見方、感じ方、把握の仕方が、私たちとは異なることが明らかになってきました。具体的な説明は後回しにして、ここではなにが私たちと最も異なるのかという点について、お話ししたいと思います。

さまざまな研究者も述べていますが、彼らと私たちとを隔てる最大の違いは「五感の過敏性」と「状況への認知の歪《ゆが》み」の二点にあると私は考えています。もちろんこの二点にも重なり合う部分はたくさんあるのですが、とりあえず別個のものとして考えていきたいと思います。

◆五感の過敏性と選択的注意

まず「五感の過敏性」についてですが、これは「インプットの過大」に由来すると考えられます。児童精神科医によれば「注意の障害」とされることもあります。彼らの脳は情報の雑音が除去できずに、すべてが等価に流れ込んでしまうのです。

私たちは、重要な音だけを無意識に取り出しています。たとえば喫茶店で音楽が大きな音で流れていても、友人の話は間違いなく聞き取れるし、騒音だらけのスーパーの中でも自分の子どもの声はちゃんと聞こえます。

これは聴覚領域における「選択的注意」ですが、私たちは同じような「選択的注意」を聴覚以外の視覚、味覚、嗅覚《きゅうかく》、触覚などでも自然に無意識に遂行しています。

自閉症の人はこれらがうまくできません。これを「注意の障害」といいます。

小児精神科医の杉山登志郎は次のように述べています。

「われわれの知覚は強い選択性を持っている。特に目の前の人間が出す情報に自動的に焦点が合うという強い傾向があり、重要な情報以外の雑音は自動的にフィルターにかけられて除去されてしまう。ところが自閉症の場合、このような自動的な対人的情報の絞り込みや、不用な雑音に対するフィルターがきちんと作動しない。チューニングの悪いラジオを聴いているようなもので、雑音の中に情報が埋もれているような状況と考えるとわかりやすいのではないだろうか。人が出す情報は、おそらく過小なのではなくて、むしろ刻一刻と変わるため予測できず、雑音に曝され続けている自閉症には処理の能力を超えてしまうのではないかと思われる」『自閉症の体験世界　高機能自閉症の臨床研究から』小児の精神と神経 40（2）：88-100, 2000）。

しかしその一方、自閉症の子どもたちは、小さな物音に過敏に反応するかと思えば、大きな声で呼びかけてもまったく無視することもあります。

これはどう説明すればよいのでしょうか。

私は、脳のハードディスクの容量がいっぱいになってしまうのではないかと考えています。私たちは、無意識に自分にとって重要な情報とそうではない情報を選《よ》り分け、重要ではないものを、パソコンでいえばゴミ箱に捨ててしまいます。けれども自閉症の人は、無意識的な選択がうまくできないため、すぐに容量オーバーになってしまうのでしょう。

あまりに単純過ぎる喩《たと》えですが、ハードディスクがすぐに溢れてしまうために、すなわち、ゴミ箱にファイルを捨てられずファイルが増えすぎているために、必要なファイルをすぐに取り出すことができないのではないでしょうか。

たとえば、幼稚園でザワザワと騒がしい状況でも、園児たちは先生の声を無意識に聞き分けて瞬時のうちに静かにすることができます。しかし自閉症の子どもは、騒然とした状況での音によってファイルがいっぱいになってしまい、先生の声が聞こえない、あるいは聞き分けることができません。逆に静かな状況でも、視覚、あるいは聴覚からの刺激によって常にファイルが入力され、容量がいっぱいになります。そのため、小さな音にびっくりするのではないかと私は思うのです。そして、容量オーバーの状態で無理に入力しようとすると、パソコン本体がショートしてしまうように、パニックに陥ってしまうのです。

自分のしたいことをしているときにも、自分の興味でファイルがすぐに満杯になり、大きな呼びかけ声にも反応しなくなってしまうのでしょう。

たしかに、私たちに備わっている選択的注意――入力を選別する能力は、私たちが生活する上で役に立っています。自然に意識することなくファイルを選択することが可能なのですから。

しかしその一方で、無意識に必要ないと思われるファイルを排除してしまうということは、その排除したファイルの中に人類にとって新たな発見が見出されるかもしれないという可能性を捨て去ってしまうということです。

相対性理論で著名なアインシュタイン博士は、アスペルガー症候群であったと考えられますが、彼は、私たちのような凡人ならおそらく捨て去ってしまうであろうファイルを捨てずに取り出し、研究に生かした、という仮説が成り立つのではないでしょうか。普通ではない興味へのこだわりが、人類史上に残る大きな発見をもたらしたとも考えられるのです。

人類が進化の過程で獲得した選択的注意は、生きていく上での利点には違いないのだけれど、一方でこれまでにない新しい情報を捨て去っている可能性もあります。自閉症児のファイルの過剰は、彼らにとってはやっかいなことですが、人類にとって新たな発見を生み出す元になる可能性を秘めているのです。

◆状況への認知の歪み

次に「状況への認知の歪み」ですが、これは他者と自分の体験が共有できないという点に集約されます。つまり、自分の体験と他者の体験が重なり合うという一体化を経験できないために、他人の立場に立って考えることができないのです。

たとえば、自分が今遊んでいるおもちゃを取られると自閉症児も怒り、ときには泣き叫ぶようなこともあります。けれども自閉症児は、近くで遊んでいる（一緒に遊んでいるわけではない）子どものおもちゃが欲しかったりすると、それを力ずくで奪ったりします。これは自閉症児全般に見られることで、そもそも相手が嫌がるという発想がありません。自分が嫌なことだから相手も嫌に違いないという発想が、根本的に欠けているのです。

しかも自閉症児は、物事をうまく概念化することができず、物事を全体的に把握したり、抽象化したりするのも苦手です。すなわち、目に見えるものしか理解できないのです。これは、高機能自閉症やアスペルガー症候群でも同じです。

私のクリニックに通うアスペルガー症候群の子どもの一人は、自分の感情は目に見えないから自分の気持ちはわからないと私に話します。こういうとき、私は、うれしいというのは大好きなアイスクリームを食べているときの気持ちで、悲しいというのは野球放送が長引いて気に入っているテレビ番組の時間が変わったときの気持ち、というような説明をします。すると比較的すんなりと理解できるようです。

また、彼らは順序立てて物事に取り組むことが苦手です。全体の流れを理解するということとが、なかなかできないのです。

たとえば、前述の子は、実験の授業がとても苦手だと言います。なぜなら、準備ができないからです。実験材料を準備し、実験の目的を知り、実験し、結果を報告するという過程が、なにがなにやらわからない。一つ一つのことは理解できるのだけれども、全体の流れをうまくつかめないようです。

このことは彼の日常生活にも影響を及ぼしています。彼は現在小学校二年生で知能は正常なのですが、いまだに服を着る順番を間違えて、パジャマのズボンのまま出かけようとすることがあります。もちろんパジャマで外出するのはおかしいと認識しているのですが、服を着替えてから出かけるという全体の流れが、途切れてしまうのです。こういう場合、一つ一つの手順を絵や写真で表し、見えるところに掲示しておくと間違えません（194ページ参照）。

彼らの特徴に、言葉を文字通りに受け取るということもあります。

たとえば、私のクリニックに通うアスペルガー症候群の男の子は、言葉の発達は正常レベルなのですが、地下鉄の一日乗車券を買ったとき、「一日限り有効」と書いてあるのを誤解し、その日一日中地下鉄に乗っていました。

また、別の高機能自閉症の女の子は、離れて住んでいるおばあちゃんにいつでも遊びに来ていいよと言われて、毎日のように遊びに行き、おばあちゃんが疲れ果ててしまったということです。

こういう症状はどのように説明すればよいのでしょうか。

私は、これはデジタルカメラのファインダーで世界を切り取ったようなものではないかと考えています。

見るもの、感じるものを一瞬一瞬、場面場面で切り取るため、自分の内的世界に残像はあるものの、全体的に捉えたり、抽象化したり、他者と体験を共有したりすることができなくなるのではないでしょうか。

これは、先ほどの「五感の過敏性」にもつながっています。つまり、ファインダーで切り取ったファイルをハードディスクに次々と入力し続けているため、容量がすぐにいっぱいになってしまうわけです。

ただし、抽象化や全体化という修飾を受けていない分、ファイル自体の鮮明度は、おそらく極めて高いのではないでしょうか。自閉症の子どもが驚異的な記憶力を発揮するのは、このためではないかと思います。

この能力も、生活する上で計り知れない不都合があると思います。他者と体験を共有できなければ人付き合いができないでしょうし、抽象化や全体化ができなければ他人とコミュニケートすることもままならないでしょう。しかし、この能力は、私たちに新たな発見をもたらす可能性もあるはずです。先入観を排して物事を見るということは、私たちにはありえないことですが、彼らにはそれが可能なのです。

世には知られていないだけで、世紀の大発見をした人物の中に、おそらく多くの高機能自閉症やアスペルガー症候群の人がいたと私は考えています。その証拠に、偉人伝には変人やまるで協調性のない人、おそろしく自分勝手な人が数多く登場します。具体的には先のアインシュタイン博士や、発明王として知られるトーマス・エジソンもアスペルガー症候群だったろうと考えられています。日本では、坂本竜馬や織田信長がそうだったのではないかと言われています。

私たちの視点は普遍的なものか

先に述べたように、自閉症児の視点は私たちとは異なります。では、私たちの視点は果たして普遍的といえるのでしょうか。あるいは、物事の本質を見抜いているといえるのでしょうか。ひょっとしたら、私たちの視点は、単に生活をしやすくするため、言い換えれば、生存しやすくするために手に入れた特性かもしれません。

本来、自閉症の人が持つ「五感の過敏性」と「状況への認知の歪み」こそ、本来人類が本能として持っていたものであり、私たち人類は生存を容易《たやす》くするために、進化の過程で「選択的注意」を獲得したのではないでしょうか。

たしかに私たちは選択的注意のおかげで格段に生活しやすくなり、生存し子孫を残すことに成功したのかもしれません。けれども、ある程度安全が保障された現代において、選択的注意は必ずしも完璧である必要はないのではないでしょうか。だからこそ、選択的注意が不完全な自閉症が生まれたのかもしれないのです。

私たち一般人の視点は、あくまで進化の過程で備わったものであり、普遍的なものではありません。自閉症児の物事の捉え方や視点の中にこそ、人類が選択的注意を獲得する以前の、人間としての本能や普遍的な視点が隠れているのではないかと思うのです。

なぜ私がこんなことを考えるのかというと、自閉症児の視点は、常に一定の自らの快感原則に従っているように見えるからです。しかもその視点は、自分を中心にして三六〇度、物事を均等に平等に先入観なく取り入れているように思えます。

原初的な人間の形

高機能自閉症やアスペルガー症候群は自閉症の範疇《はんちゅう》に入り、プロローグでふれたように自閉症スペクトラム（第三章で詳述）と呼ばれています。

この章で述べてきたように、自閉症児は私たちが捨て去ってきた視点を有し、私たちが考えもつかないような視点から新たな地平を開く可能性があります。とくに高機能自閉症やアスペルガー症候群の人については、高機能（知的障害がない）であるがゆえに、その可能性はより高いかもしれません。

彼らの、他人とうまく付き合えない、コミュニケーションがとれない、他人の気持ちが理解できない、物に異常にこだわってしまうという障害をマイナスに考えるだけでなく、どうしてそうなってしまうのか、そうしなければならない理由があるのかを考えることによって、人間本来の姿、文明という鎧《よろい》を取り去った人間の原初的な本能が見出せるのではないかと私は思うのです。

現代社会の中ではうまく生きることができず、不利益ばかりを被《こうむ》っている彼らこそ、実は原初的な人間の形であり、彼らとじっくり向き合うことで、私たちも自分の奥深くに眠っているものを見出せるかもしれません。そして、一切の虚飾を取り去ることによって見えてくるものがあるならば、それを彼らに還元する義務が、私たちにはあるのではないでしょうか。

ただ、これまで文明の発展に寄与してきたのは、実は私たちのような凡人ではなく、彼らの中の一部の天才であるとも考えられるので、私たちが彼らに還元するなどというのはおこがましいことかもしれませんが。

第二章　自閉症、高機能自閉症の基礎知識

心を閉ざしているわけではない自閉症——「三つ組」の障害

自閉症とは、ずっと家にひきこもっている人のことではなく、自分の世界にのみ生きている人を指すのでもありません。まして世界に対して心を完全に閉ざしている人でもないのです。

たしかに英和辞典をひくと、autism＝自閉症は「自分自身のうちに閉じこもって現実に背をむけること」と書かれています（ちなみにドイツ語ではautismusといいます）。このような基本的な間違いが辞典に載っているとは、私自身も驚きでした。

自閉症の人は、自分の意思で外界に対して心を閉ざしているわけではありませんし、心を開かないようにしているつもりもまったくありません。心を閉ざしているなどという考えは、私たちが勝手に作り上げたものであり、彼らは彼らなりのやり方で世界とつながっているのです。しかし、それを理解するのが困難であるがゆえに、私たちは心を閉ざしているというふうに考えてしまうのです。

プロローグでも述べましたが、一般の医者はもちろんのこと、精神科医でさえ自閉症についての知識が乏しいというのが現状です。だからこそ「社会的ひきこもり」の人を「自閉症」と疑うなどというとんでもない間違いが起こるのです。

いまだに一般の人は、自閉症の人たちの特性である、人付き合いができない、人の気持ちがわからない、音に過敏に反応してしまい公共の場所で静かにできないといった行動を目にすると、「しつけがなっていない」「どういう親なんだ」という反応をします（ただ最近は、本当にしつけのなっていない普通の子どもも多いので見分けがつきにくい、という事情もありますが）。

しかし第一章で述べたように、彼らの行動特性は親のしつけのせいではなく、純粋に脳の病気によるものです。具体的に脳のどの部分が悪いのかまではわかっていませんが、脳の障害によってもたらされるということは、明らかです。にもかかわらず親のせいだとか、自分勝手なやつだとか言われて、自閉症の子どもが責められたり、親が肩身の狭い思いをするのは理不尽なことです。

私のクリニックに通うある高機能自閉症児の母親は、子どもと外食するのが夢だと話します。というのも、その子は食事にこだわりがあり、テーブルが替わったり自分専用の食器でなかったりすると、パニックに陥ってしまうのです。そのため、以前ファミリーレストランで子どもがパニックに陥り泣き叫び、周りから白い目で見られ、店員には注意され、結局なにも食べずに退散するという出来事があったそうです。これは自閉症児を持つ親ならば多かれ少なかれ体験することです。身体障害児と違い、なにか障害がある、病気があるということが周りからはわからないので、誤解を受けやすいのです。もちろん、身体障害児を持つ家族にはたいへんな苦労があることと思いますが、発達障害児の家族には周りの人に障害をわかってもらえないという別種の苦労があります。

彼らの言動を世間一般に照らしてみると、たしかに自分勝手であり、わがままに見えますが、彼らは生まれつきの脳の障害によって、私たちの感覚とは違う見方、聞こえ方、感じ方をするために、行動が変わるだけなのです。

自閉症の研究者であり、自らも自閉症の娘の親であるイギリスのローナ・ウィングは次のように語っています。

「自閉症の人たちは時間と空間に自分を意味のある位置づけをすることができない。だから彼らの方から私たちの文化や世界の中に入ってくることはできない。私たちの方から、彼らの世界に近づいていく努力をするしかないのである。そして彼らの世界や文化に近づき得た人たちだけが、彼ら一人ひとりを私たちの世界に導いてくることができるのである」

私たちが彼らに近づくためには、彼らの世界を正確に理解することがなにより大切です。そのためには、世の中に満ちている自閉症児への偏見を取り除くことが第一です。

そこで、まず私たちは、ローナ・ウィングの唱える自閉症スペクトラムの「三つ組」の障害を正確に把握する必要があります。

プロローグでも簡単にふれましたが、「三つ組」の障害とは以下の通りです。

①社会性の障害——非常に単純化して言えば、他者との交流がうまくできないこと

②コミュニケーションの障害——まったくしゃべらない、逆にしゃべりすぎる、オウム返しをする、独り言を言う、言葉の意味を文字通りに受け取る、など、幅は広いけれどなんらかの伝達手段の障害が認められること

③想像力の障害——想像力を発達させることが困難であり、幼児期にごっこ遊び（ままごとなど）をしたことがなかったり、たとえ遊んでいても同じことにこだわるために、柔軟にルールを変更することなどができなくてトラブルを起こしてしまったりすること

自閉症の発見

自閉症という言葉を最初に使ったのは、アメリカのレオ・カナーという児童精神科医です。カナーは自分のクリニックで診た子どもの何人かに、共通した奇妙な行動パターンがあることに気づきました。彼は、そのことを一九四三年に「情緒的接触の自閉性障害」という論文で発表し、そういった奇妙な行動パターンを持つ子どもを「早期幼児自閉性障害」と名付けました。

カナーとその後継者であるアイゼンバーグが一九六五年に提唱した自閉症の診断基準は、以下の五項目です。

①他者との情緒的接触の重篤《じゅうとく》な欠如
②物事をいつも同じままにしておこうとする強い欲求
③物に対する関心と、物を器用に扱うこと
④言葉がないか、あったとしてもオウム返しや他者には通じない独特の言葉を作ってしまうなど、コミュニケーションに役立たない言葉の使い方
⑤知的な顔立ち、カレンダーの計算など特殊な領域での優秀な能力

この五項目を満たすような自閉症は、「古典的自閉症」あるいは「カナー症候群」と呼ばれることがあります。

もう少しそれぞれの項目の内容を、具体的に説明しましょう。

まず、①について。自閉症の子どもは、他の子どもとうまく遊ぶことができません。何人かで一緒に遊ぶとき、子どもたちには暗黙のルールが存在します。たとえば遊ぶ順番を替わったり、遊具を交互に使ったりするといったことです。自閉症の子どもはこれが理解できません。他の子どもも同じ遊具で遊びたいと思っていることを、感じることができないのです。

このことは発言にも表れます。たとえば髪の毛を切ってきた女の子に対して、普通ならたとえ本心ではなくても、「似合うね」「髪の毛を切ったね」などと言うところですが、自閉症の子どもは「変な髪形」などと、思ったことをストレートに言ってしまいます。

普通の子どもには、これがとても失礼な言い方であり、相手を傷つけるだろうということが理解できるのですが、自閉症の子どもは相手を傷つけることになろうとは、露ほども思いません。

周囲の大人がこういう場面に遭遇すると、「なんて思いやりのない子どもだ」「親はどんなしつけをしているのか」などと思うでしょうが、自閉症の子どもには一片の悪意もありません。

自閉症の子どもは、相手の気持ちを汲《く》むことが生まれつきできないだけなのです。

②について。これは、自閉症の子どもは総体的に変化を好まないということで、自分のなじんだものがなじんだ位置にないと、パニックを起こしたりします。たとえば、小学校では学年が変われば下駄箱の位置も当然変わりますが、これがしばしば混乱の引き金になります。

変化を好まない姿勢は、物の位置だけではありません。担任教師が代わったり、朝、時間がなくて歯磨きとトイレの順番が変わったりすることでもパニックになります。一度、パニック状態に陥るとさらにこだわりが強くなり、以前よりさらに朝の準備に時間を要するようになったりします。説得は無駄であり、収まるのを待つしかありません。

③について。一度、覚えたことを間違いなく順守しますし、情緒交流が苦手なこととは対照的に、物に対しては強い興味を覚えます。

アメリカの自閉症協会の理事であったチャールズ・ハートは、自閉症児を持つ親としての経験から、自閉症の最も基本的な障害は「物を忘れることができない障害」であると言っています。自閉症児は、一般の人間よりも記憶が鮮明に残像として刻み込まれるようで、これは彼らが関わること全般に及びます。たとえば朝の準備の手順や学校への行き方、担任教師の顔、いつもおやつを買うスーパーの売り場など、ありとあらゆる事柄と事象に及びます。

ただ、「物を器用に扱う」ということは、実際にはあまり見られません。むしろ動きがぎこちないことのほうが多いのです。自閉症児の多くは「常同運動」と呼ばれる、腕や手をバタバタさせたり、体を前後に揺らしたり、軽く跳躍するような歩き方をします。

自分がやりたいこと、関心があること、たとえばプラレールやレゴを器用に早く組み立てることはできるものの、興味のないことはもたもたした動きになりがちです。

また、自閉症児は、自分が好むならば、トランポリンやジャングルジムでの遊びを器用にこなしたりします。けれどもそれは必ず一人でできるものに限られ、ドッジボールやバレーボールなど、団体競技は苦手です。他の人と協調して動くことができないからです。

④について。言葉の発達の遅れは、自閉症児に必ず見られます。彼らは情緒的交流が苦手なことと同様、他人の意思を汲むことがうまくできません。慣れ親しんだ自分なりの手順に則《のっと》って行動します。これは彼らの言葉にも表れ、独特な言葉を用いたり、オウム返しのような他人から見れば奇異な言葉遣いをするのです。

⑤について。自閉症児は、カレンダーの日付や電車の名前などの機械的な記憶に才能を発

揮することがしばしば認められます。これは、彼らの記憶がまるで「写真を切り取ったように」残像を結ぶからではないかと考えられています。けれども、すべての自閉症児がこのような能力を発揮するわけではありません。

これらの症状が多く認められるのが自閉症ですが、必ずしもこれらの症状すべてがあるわけではありません。このような症状がよく見られる、という程度に考えてください。

自閉症の診断基準

小児精神科医が自閉症という診断を下す場合、うつ病や統合失調症と同じようにアメリカ精神医学会の診断基準である「ＤＳＭ－Ⅳ」を用いることが一般的です。あるいはＷＨＯ（世界保健機関）の国際疾病《しっぺい》分類の診断基準である「ＩＣＤ－10」を用いることもあります。ただ、自閉症については類似の用語が数多く存在しています。ここでは、それらについて整理してお話しします。

自閉症の診断については、カナーが一九四四年に「早期幼児自閉性障害」と名付けたものと現在でもそれほど変わりません。現在、ＤＳＭ－Ⅳでは「自閉性障害」、ＩＣＤ－10では

「小児自閉症」という診断名が付いています。
以下、それぞれの診断基準を示します。

【自閉性障害（DSM－IV）】

A 1〜3から合計六つ（またはそれ以上）、うち少なくとも1から二つ、2と3から一つずつの項目を含む。

1 対人的相互反応における質的な障害で、以下の少なくとも二つによって明らかになる。

a 目と目で見つめ合う、顔の表情、体の姿勢、身振りなど、対人的相互反応を調節する多彩な非言語的行動の使用の著明な障害。

b 発達の水準に相応した仲間関係を作ることの失敗。

c 楽しみ、興味、成し遂げたものを他人と共有すること（例　興味あるものを見せる、持ってくる、指差す）を自発的に求めることの欠如。

d 対人的または情緒的相互性の欠如。

2 以下のうち少なくとも一つによって示される意思伝達の質的な障害。
a 話し言葉の発達の遅れ、または完全な欠如（身振りや物まねのような代わりの意思伝達の仕方により補おうという努力を伴わない）。
b 十分会話力のある者では、他人と会話を開始し継続する能力の著明な障害。
c 常同的で反復的な言語の使用または独特な言語。
d 発達水準に相応した、変化にとんだ自発的なごっこ遊びや社会性を持った物まね遊びの欠如。

3 行動、興味、および活動の、限定的、反復的、常同的な様式で、以下の少なくとも一つによって明らかになる。
a その強度または対象において異常なほど、常同的で限定された型の一つまたはいくつかの興味だけに熱中すること。
b 特定の機能的でない習慣や儀式にかたくなにこだわるのが明らかである。
c 常同的で反復的な衒奇《げんき》的運動（たとえば、手や指をぱたぱたさせたり、ねじ曲げる、または複雑な全身の動き）。

d物体の一部に持続的に熱中する。

B三歳以前に始まる、以下の領域の少なくとも一つにおける機能の遅れ、または異常。
①対人的相互作用、②対人的意思伝達に用いられる言語、③象徴的、または想像的遊び。

Cこの障害はレット障害または小児期崩壊性障害ではうまく説明されない。

※このレット障害と小児期崩壊性障害は、自閉性障害と同じカテゴリーに入るのですが、重症度が高く、運動機能の障害と知的障害も伴い、一般的な自閉症のイメージとはかけ離れています。本書は軽度発達障害を中心に解説しているので、この二つの障害に関する詳細は割愛させていただきます。

【小児自閉症（ICD―10）】

次のように定義される広汎性発達障害の一型である。つまり、a三歳以前に現れる発達の障害または障害の存在、およびb相互的対人関係、コミュニケーション、限定された常同的な反復行動という三つの精神病理学上の領域のすべてにおける特徴的な機能異常の存在である。このような特異的な診断特徴に加えて、恐怖症、睡眠と摂食の障害、かんしゃく発作、(自己指向的な)攻撃性といった、他の非特異的な問題を呈することがしばしばである。

◆自閉症の診断基準を「部分的に」満たす子ども

以上のように、自閉症の概念は、カナーとアイゼンバーグが一九六五年に提唱したものと、一九九四年のDSM－Ⅳ、一九九二年のICD－10では、それほどの差は見られません。自閉症の中核的な部分については、四〇年前とそれほど変化していないのです。

しかしながら、自閉症の診断基準を「部分的に」満たす子どもが、自閉症の診断基準を厳密に満たす子どもの数倍存在するということが、前述のローナ・ウィングの論文によって明らかになりました。一九八一年のことです。

ウィングは、自閉症の診断基準を部分的に満たす子どもの中に、言語障害が非常に軽微な群があることを見出しましたが、この群が、一九四四年にオーストリアの医師、ハンス・アスペルガーが「自閉的精神病質」と名付けた子どもたちと一致することを発見しました。そこで、このような群にあてはまる子どもたちを「アスペルガー症候群」と命名したのです。

このように、四〇年もの間アスペルガーの業績は埋もれていました。アスペルガーの論文が第二次世界大戦中にドイツ語で発表されたことがその原因のようです。

しかし、ウィングによってようやく日の目を見たアスペルガーの業績は、世界中から大きな反響を呼びました。さらに一九八一年以降、自閉症と類似の社会性に障害を持つグループの存在が明らかになります。前述した「自閉症スペクトラム」と呼ばれるグループです。

ウィングは、同じような行動特徴と発達歴を持つにもかかわらず診断名が異なるのはおかしいということで、同じような障害を持つ一種の連続体のようなものを「自閉症スペクトラム」と命名しました。自閉症スペクトラムは、高機能自閉症を含む自閉症全体、およびアスペルガー症候群などを包含する概念ということができます。これについては、次章で詳しく述べたいと思います。

従来のカナーの自閉症概念があまりに狭いために、自閉症という診断は満たさないけれども、自閉症の特徴をいくつか持ち、日常生活や学校生活に支障を来《きた》しながらも、必要なサポートを受けることができなかった子どもたちが数多くいました。ウィングの最大の業績は、そういう子どもたちでもサポートを得られるような道筋を付けたことにあるのです。

◆「高機能自閉症」という病名は存在しない

また、「高機能自閉症」というはっきりとした診断名はありません。DSM－Ⅳにも ICD－10にも、「高機能自閉症」という病名は存在しません。あくまでも自閉症の診断基準を満たす子どもたちを指します。

高機能というと、なにか高い知能や特殊な才能を持つ子どもをイメージするかもしれませんが、「高機能」とは「IQ七〇以上」を指します。

IQが七〇程度の子どもは、精神発達遅滞という知的障害には属しません。しかし、普通学級で学習を受けることは、環境が整えばできなくはないけれど難しいと考えられます。つまり高機能とは、知的障害にはギリギリ入らない子どもからIQ一四〇以上の非常に高い知能を持つ子どもまでを含む概念であり、高機能自閉症とは、高い機能を有した自閉症という意味ではなく、「明確な知的障害がない」自閉症を指すのです。

高機能自閉症とアスペルガー症候群の厳密な区別は困難

高機能自閉症といえども、その本態は自閉症と変わりません。しかし、高機能自閉症は、多くの場合、自閉症よりもアスペルガー症候群との関連で述べられます。アスペルガー症候群については後で述べますが、自閉症と比べて、言語の発達が比較的良好に見える子どもたちで、彼らの多くはＩＱが高いために、高機能自閉症との関連で述べられます。

実は、臨床的に「高機能自閉症」と「アスペルガー症候群」を厳密に区別することは困難です。言葉の発達の遅れが認められれば高機能自閉症、それがなければアスペルガー症候群という診断名が付きます。しかし、たとえばＩＱが平均以上、つまり一〇〇を超える知能を有する高機能自閉症児は、いったんは「自閉症」という診断を受けても、その高い知的能力によって言葉を獲得すれば、もう自閉症の診断は付かず、アスペルガー症候群ということになります。これはしばしば臨床的に見られることです。

自閉症の診断は、自閉症特有の症状が明らかに存在すれば、比較的容易です。そして知的障害が認められなければ、高機能自閉症ということになります。しかし、高機能自閉症の中でもＩＱが一〇〇を超えるような場合は、アスペルガー症候群との鑑別が困難であり、いったん自閉症という診断を受けても、その診断名が変わることもあります。

したがって、このような診断分けはあまり意味がないことが、最近明らかになり、そこで先ほどの「自閉症スペクトラム」という概念がしばしば用いられるようになったのです。自閉症も高機能自閉症もアスペルガー症候群も、一つの連続体として同じ疾患概念に含めるという考え方であり、私も連続体として捉えるほうが、より実用的だと考えています。

一〇〇〇人あたり二人から六人

自閉症は、以前はまれな疾患であると考えられていました。一九六六年には、一万人に五人程度。一九八六年にアメリカで行われた調査では、一〇〇〇人につき〇・三〜〇・四人と、六〇年代とさほど変化していません。しかし一九九八年にアメリカで行われた調査では一〇〇〇人につき四人と、ほぼ一〇倍に増えています。

一九九六年、横浜市総合リハビリテーションセンター児童精神科の本田秀夫医師らによる調査では、一万人あたり二一人、一九九八年のウィングの調査では、一万人あたり二二人と、アメリカの調査の約半数でした。ただ、一九九九年、ドイツのカーデショーらの調査では、一万人に六〇・五人と、アメリカの調査よりも大きな数字がでています。

研究により違いはあるものの、自閉症の患者数は、一〇〇〇人あたりおよそ二人から六人ということができます。

また、自閉症は男子に多く、研究によって多少の差異はあるものの、男子は女子の三倍から五倍の有病率とされています。

研究が進むにつれて、自閉症が以前よりもずっと患者数が多い障害であると考えられるようになったことと同時に、高機能自閉症の割合ももっと高いことがわかってきました。従来は自閉症のうち二〇～三〇％とされていたのですが、先にあげた横浜市の調査では、半数が高機能自閉症とされています。

これらの数字の増加は、自閉症自体が増加したというよりも、ＤＳＭなどの診断基準の普及によって、精神科医の間に知識が浸透してきたため、ということも考えられます。ただ私は、そういう理由だけではこの急激な増加を説明できないと思っています。あくまでも私見ですが、環境ホルモンや食品添加物による影響も少なからずあるのではないでしょうか。もちろん確たる証拠は見つかっていないことを付け加えておきます。

第三章　アスペルガー症候群の基礎知識

自閉症ではないけど、三領域に障害を持つ子ども

アスペルガー症候群は、オーストリアの医師、ハンス・アスペルガーが、一九四四年に四人の少年の症例を論文にまとめ、「自閉的精神病質」と呼んだことが始まりです。前述のように、アスペルガーの報告は長きにわたって忘れ去られていましたが、一九八一年にイギリスの医師、ウィングが「アスペルガー症候群」として取り上げたことで、脚光を浴び、現在に至っています。

アスペルガーは「自閉的精神病質」の特徴を以下のように示しています。

①眼差《まなざ》しが物や人に向かわず、注意の喚起と生き生きとした接触を示すことがない。
②不自然な調子で、滑稽《こっけい》で嘲笑《ちょうしょう》を誘うような言葉がある。
③独特の思考と体験様式があり、大人から学ぶことができず、自己流で、関心は狭い視野または小さな断片に限られている。
④非常に不器用で、日常生活の基本的習慣が覚えられず、硬く滑らかでない運動で、身体図式を持ち合わせていないように見え、自分勝手な行動のために集団適応が困難となる。

⑤欲動と感情の起伏に異常な推移があり、人格に調和的に織り込まれておらず、過敏と鈍感が表裏になっている。

「自閉的精神病質」は、これらの特徴が二歳頃から出現し、一生を通じて認められます。その一方、知的・性格的性能は発展します。しかし発育の途上で個々の特色が出没し、問題は姿を変えますが、本質的なものは不変です。ただし、統合失調症に見られるような活発な内的異常体験と進行性の人格解体はありません。これらのことを、アスペルガーは強調しました。

さて、ウィングの功績は、前述したカナーの自閉症の定義を厳密には満たさないけれども、①社会性、②コミュニケーション、③想像力の三領域に、発達早期から障害を持つ子どもが少なからずいることを見出した点にあります。

ウィングはこの中に、早期にはカナーの自閉症の基準を満たしていても、発達につれて症状が改善され、基準を満たさなくなったが、依然として三領域に障害が認められる子どもも含めました。そして、これらの子どもたちが、アスペルガーが報告した「自閉的精神病質」と同じであるとして、「アスペルガー症候群」と名付けたのです。

ウィングは、こういった子どもが相当数存在し、彼らにも自閉症と同様の社会的援助が必要であることを示しました。すなわちウィングの意図は、狭い意味での自閉症の診断基準は満たさないけれども社会的な援助が必要な「アスペルガー症候群」を社会的に認知させ、それまで自閉症にしか与えられなかった援助の範囲を「アスペルガー症候群」にまで拡大させることにあったのです。

二通りの名称

アスペルガー症候群という概念の含む範囲は、いまだにあいまいなままであり、診断も確立されていないのが現状です。

このことについての最大の問題点は、精神科医が汎用《はんよう》するアメリカ精神医学会の診断基準であるDSM－ⅣとWHOの疾病分類（ICD－10）の内容にあります。

問題点は二つ。

まず一つめは、DSM－Ⅳでは「アスペルガー障害」と呼ばれ、ICD－10では「アスペルガー症候群」と呼ばれていることがあげられます。つまり、用語の統一性がないということです。

もう一つ。これが最大の問題なのですが、ＤＳＭ－Ⅳでも ＩＣＤ－10でも、その包含する範囲が、ウィングの提唱したアスペルガー症候群に比較して狭いことがあげられます。しかも、名称は同じ「アスペルガー症候群」でも、ウィングの提唱したものとＩＣＤ－10では、疾患概念が異なっているのです。

ここでは、まずそれぞれの診断基準を示します。

【アスペルガー障害（ＤＳＭ－Ⅳ）】

A 以下のうち少なくとも二つにより示される対人的相互反応の質的な障害。

1 目と目で見つめ合う、顔の表情、体の姿勢、身振りなど、対人的相互反応を調節する多彩な非言語的行動の使用の著明な障害。
2 発達の水準に相応した仲間関係を作ることの失敗。
3 楽しみ、興味、達成感を他人と分かち合うことを自発的に求めることの欠如（例　他の人たちに興味のあるものを見せる、持ってくる、指差すなどをしない）。
4 対人的または情緒的相互性の欠如。

B行動、興味および活動の、限定的、反復的、常同的な様式で、以下の少なくとも一つによって明らかになる。

1その強度または対象において異常なほど、常同的で限定された型の一つまたはそれ以上の興味だけに熱中すること。

2特定の、機能的でない習慣や儀式にかたくなにこだわるのが明らかである。

3常同的で反復的な衒奇的運動（例　手や指をぱたぱたさせたり、ねじ曲げる、または複雑な全身の動き）。

4物体の一部に持続的に熱中する。

Cその障害は社会的、職業的、または他の重要な領域における機能の臨床的に著しい障害を引き起こしている。

D臨床的に著しい言語の遅れがない（例　二歳までに単語を用い、三歳までにコミュニケーション的な句を用いる)。

E認知の発達、年齢に相応した自己管理能力、(対人関係以外の) 適応行動、および小児期における環境への好奇心について臨床的に明らかな遅れがない。

F他の特定の広汎性発達障害または統合失調症の基準を満たさない。

【アスペルガー症候群 (ICD—10)】

関心と活動の範囲が限局的であり、常同的で反復的であることに加え、自閉症に特徴的なものと同じ型の相互的対人関係の質的障害を特徴とするが、まだ疾病論的妥当性の明らかでない障害である。言語や認知的発達の面において遅延や遅滞がないという点で自閉症とは基本的に異なっている。この疾患では著しく不器用であることがしばしばであり、青年期から成人期へとこの異常が持続する傾向が強い。精神病性のエピソードが成人期早期に出現することがある。

第二章で述べた自閉症の診断基準（ＤＳＭ－Ⅳ）と比較すると、社会性の障害と反復的行動の項目はそのままで、コミュニケーションの項目を除いただけ。しかも二歳までに単語を用い、三歳までに意思疎通が可能になり、認知の障害も見られない、となっています。ＩＣＤ－10でもほぼ同様のことが言えると思います。

前述したように、アスペルガー症候群について、このＤＳＭ－Ⅳの厳しい診断基準を満たす子どもは少数です。その結果、ＤＳＭ－Ⅳでは、次に述べる「特定不能の広汎性発達障害」というあいまいな診断になってしまうことがほとんどです。

【特定不能の広汎性発達障害（ＤＳＭ－Ⅳ）】

このカテゴリーは、対人的相互反応の発達に重症で広汎な障害があり、言語的または非言語的なコミュニケーション能力の障害や常同的な行動・興味・活動の存在を伴っているが、特定の広汎性発達障害、統合失調症、分裂病型人格障害、または回避性人格障害の基準を満たさない場合に用いるべきである。たとえば、このカテゴリーには、〝非定型自閉症〟――発達年齢が遅いこと、非定型の症状、または閾値《いきち》に達しない症状、またはこのすべてがあるために自閉性障害の基準を満たさないような病像――が入れられる。

専門家である私でさえも、非常にわかりづらい診断基準と言わざるを得ません。けれどもDSM—Ⅳのアスペルガー障害の診断基準を満たさない子どもには、この診断名を付さねばならないのが現状です。

もちろんDSM—Ⅳのアスペルガー障害でも、ICD—10のアスペルガー症候群にしても、この障害の概要をつかむことは可能です。しかし診断基準としては、その包含する範囲が狭く、この障害の輪郭を正確に示しているとはいえません。

したがって、①社会性、②コミュニケーション、③想像力の三領域にわたって障害を認める子どもを「アスペルガー症候群」と診断すべきであると、私はウィングと同様に考えています。

そして、三領域にはわたらないけれども、社会性、コミュニケーション、想像力になんらかの障害を持つ子どもも、後述の「自閉症スペクトラム」に入るものとして扱うべきだと考えています。

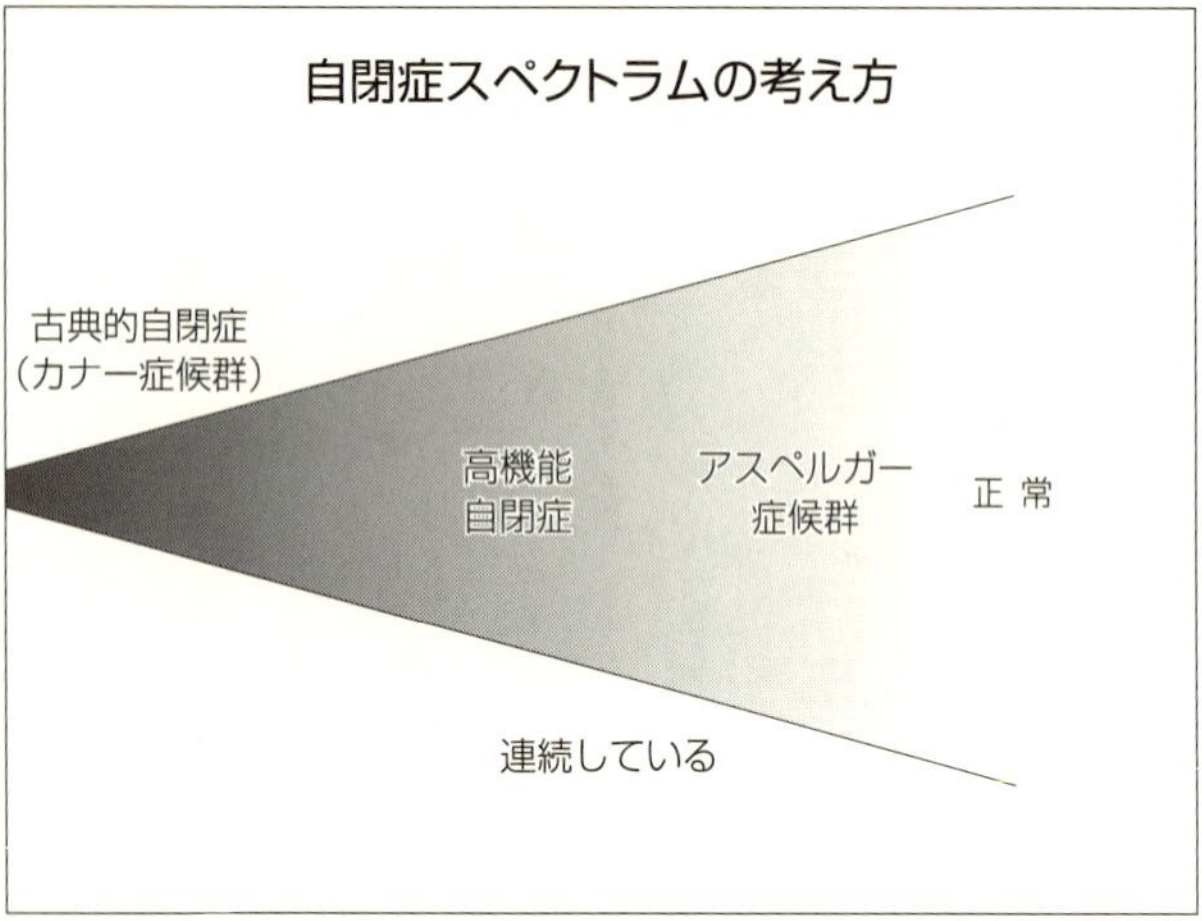

広汎性発達障害と自閉症スペクトラムの違い

高機能自閉症と、ウィングの言うアスペルガー症候群とは鑑別が困難であると先ほど述べました。このことと診断基準のあいまいさを踏まえて、ウィングは「自閉症スペクトラム」という概念を主張しています。

ウィングの言う自閉症スペクトラムとは、カナーが提唱した自閉症、アスペルガーが提唱したアスペルガー症候群、その周辺にあるどちらの定義も厳密には満たさない一群を包含した概念です。ここには自閉症はもちろんのこと、高機能自閉症とアスペルガー症候群も含まれます。スペクトラムとは「連続性を持つ」という意味です。

自閉症とアスペルガー症候群は別の疾病であ

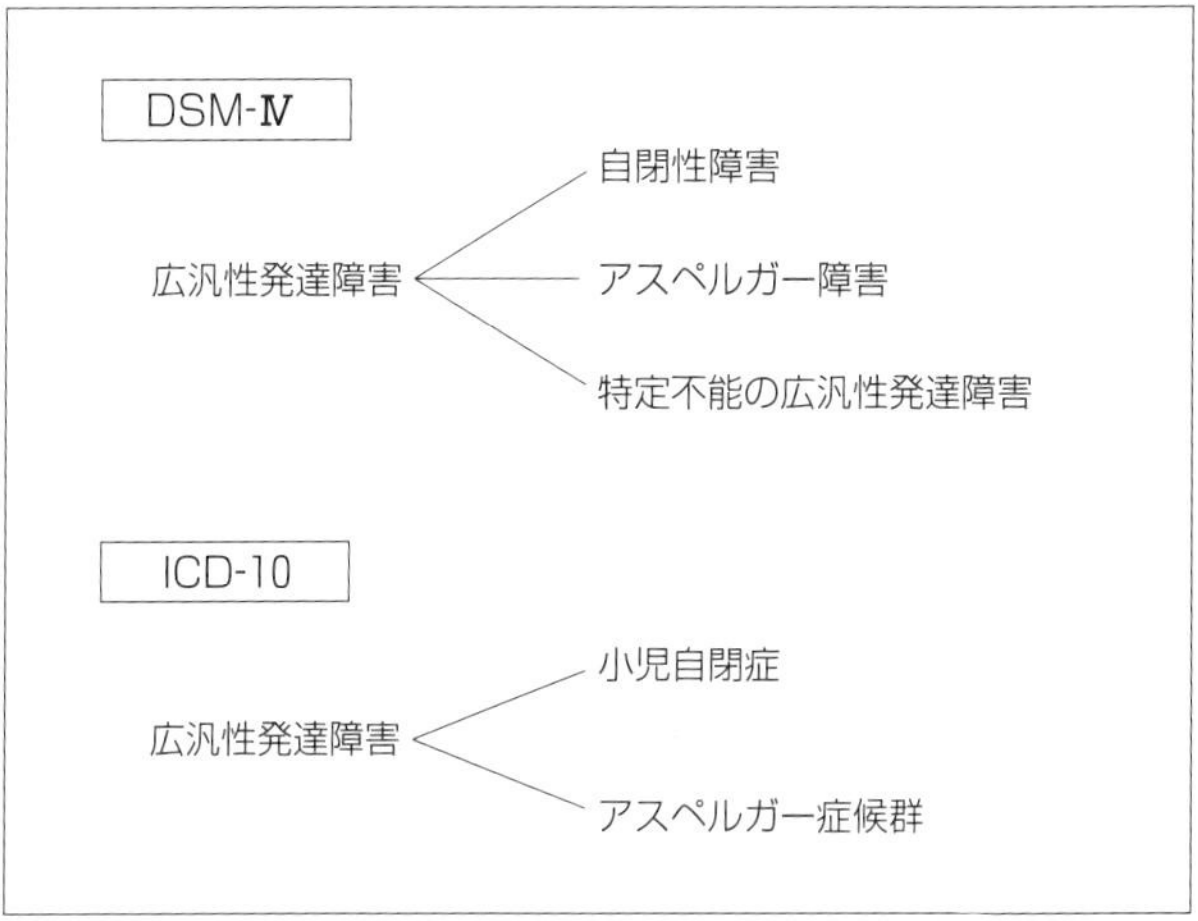

るという考え方もあるのですが、私はスペクトラムで捉えるほうが理にかなっていると思います。これは、彼らの持つ根本的な障害が共通しているからです。単純化すれば、言葉の達者な自閉症がアスペルガー症候群であるという言い方もできるでしょう。

自閉症スペクトラムとほぼ同様の概念として、「広汎性発達障害」という概念があります。ＤＳＭ－Ⅳにも ＩＣＤ－10にも大項目として広汎性発達障害があり、その下位分類に、ＤＳＭ－Ⅳでは自閉性障害とアスペルガー障害と特定不能の広汎性発達障害が、ＩＣＤ－10では小児自閉症とアスペルガー症候群があるのです。

広汎性発達障害は、ＩＣＤ－10ではこう定義されています。

相互的対人関係とコミュニケーションの仕方における質的異常、および関心と活動の範囲が限局され、常同的で、反復的なことを特徴とする。これらの質的な異常はあらゆる状況において、程度の差はあっても、その患者個人の機能に広汎に見られる。

この意味において、広汎性発達障害と自閉症スペクトラムは同じようなものなのです。しかし、高機能自閉症やアスペルガー症候群、およびその周辺の軽度の発達障害において、障害は決して「広汎」ではありません。むしろ特定の記憶や学習において普通以上の能力を発揮することさえあり、「広汎性」という言葉は適当ではないという考え方もあるのです。

私自身も広汎性という言葉には多少のひっかかりがあります。ですから「広汎性発達障害」ではなく「自閉症スペクトラム」と言うべきと考えます。ただ、言葉の問題なので、きちんと理解して用いるならば、どちらでもかまわないとも思います。

自閉症スペクトラムという概念にも弱点があります。それは、連続性を帯びているために、医学研究や統計には適さない、ということです。この場合、ＤＳＭ－Ⅳなどのカテゴリー化された診断基準を用いるのが適当でしょう。

一〇〇人に一人が自閉症スペクトラム

自閉症と同様、自閉症スペクトラムの有病率も以前考えられていたよりも高いことがわかってきました。

一九八八年のウィングの調査では、自閉症スペクトラムは一万人に五八人で、内訳は自閉症二二人、アスペルガー症候群三六人とされています。

前述のカーデショーらの調査では、自閉症は一万人に六〇・五人でしたが、自閉症以外の軽症例も同数いて、自閉症スペクトラム全体で一万人に一二一人とされています。しかも彼らの調査では、知的障害（ＩＱ七〇以下）：境界知能（ＩＱ七〇〜八〇）：正常知能（ＩＱ八〇以上）＝３：２：５となっていて、精神遅滞を伴わない高機能群が全体の七割を占めています。つまり、この調査によれば、一〇〇人に一人が自閉症スペクトラムに入り、そのうちの七割が知的障害を伴わないということになるのです。

第四章　高機能自閉症、アスペルガー症候群の症状

見えるものが違う？

障害のない人間と、高機能自閉症やアスペルガー症候群の人たちとは、見えているものが違うのでしょうか。これは専門家によって意見の分かれるところかもしれませんが、私は同じようであって同じではない、つまり彼らも私たちも、見えているもの自体に違いはないと考えています。

第一章でもふれましたが、彼らには五感の過敏性が認められます。この過敏性は、非常に鋭敏であったかと思えば、とても鈍感であったりして、過敏と鈍感の併存という状況が生まれています。高機能自閉症、アスペルガー症候群の人は正常な知能を有しているので、一見、なんの問題もなく生活しているようですが、根本的には自閉症の人と同じような五感の過敏さと鈍感さを併せ持っています。

たとえば、聴覚の鈍感さと過敏さについていえば、大きな声による呼びかけにまったく反応を示さなかったかと思えば、自分の好きなお菓子の包み紙の音は、どんなに遠くにいても聞こえることもあります。また、私たちならそれほど気にも留めないような猿のおもちゃのシンバル音などを異常に怖がり、パニックに陥ることもあります。

視覚に関しても、ピカピカ光るネオンサインに魅せられて飽かずに何時間も眺めているかと思えば、カメラのフラッシュを過剰に恐れたりします。

さらに他の感覚——嗅覚、味覚、触覚——も同様で、彼らの多くは、体を触られるのをとても嫌がります。少し触っただけでも、大変な苦痛を訴えることもあります。また、骨折したまま歩き続けたり、火傷《やけど》をしても平気な顔でいるかと思えば、少しの温度変化や目の充血でパニックに陥ったりもします。

頭の中は映像の洪水

しかし高機能自閉症やアスペルガー症候群の人たちは、自閉症患者と同様、視覚領域においては一般人よりも優位性が発揮されることがしばしばあります。

前述したように、私たちは物事や出来事の不必要な部分を意識することなく切り取り、必要なものだけを記憶する選択的注意という能力を持っています。しかし彼らは、無意識レベルで切り取ることなく、物事を記憶します。普通私たちは注目しているものに焦点を合わせて、それ以外のものは意識することはないのですが、彼らは写真のように全体の映像を切り取るのです。

また、レンズの焦点が私たちとは違っていることもよくあります。たとえば、写真や絵の中の一部を指差して彼らに説明するときにも、彼らは別の部分を注視していることも多いのです。こういう場合、その背景に写っているものをできるだけ取り除きながら説明する必要があります。

彼らは選択的注意ができないために、頭の中は映像の洪水となり、生活に支障を来すことになります。たとえば、高機能自閉症児の一人は、登校するときの道順の映像がコマ送りになっているようだと話してくれたことがあります。映像の風景が変化すると、コマを入れ替えることができなくて混乱してしまうらしいのです。

彼らは視覚や聴覚、嗅覚、味覚、触覚のすべての領域において過敏性があり、私たちとは異なる世界を形成しています。なかでも、目に見えるものを処理する能力は極めて高く、視覚領域における鋭敏さで、世界とつながりやすいのです。

ただ、あまりに視覚優位であるがために、「相手の気持ちはどんなだと思うのか」という質問に、「それは見たことがないからわからない」と答えたりすることもあります。けれども、たとえ彼らが相手の気持ちや感情――怒りや喜び、悲しみなど――を理解できなくても、絵によって、怒っている顔、喜んでいる顔、悲しんでいる顔のパターン認識ができれば、相手の状況を推察できるようになります。

このパターン認識は、彼らにとって非常に役立つものであり、しかもあらゆる場面に有用です。このことは治療についてふれた第七章で述べることにしましょう。

彼らのなかには、私たちの能力をはるかに超えて、映像全体を記憶に刻み込むことができる人もいます。この能力によって、彼らはカレンダーの日付を何年も先まで、あるいは何年もさかのぼって言い当てることができたり、映画『レインマン』のようにトランプのカードをいくらでも覚えることができたり、マンハッタンの高層ビルの写真を短時間見ただけで、正確にその細部までを再現できたりします。実生活には役立たないことが多いのも事実ですが、職業的な能力として、たとえば設計に役立てている人も存在します。

これまで述べたように、彼らの目の機能は、私たちとなんら変わりありません。つまり見えているものは同じです。しかしその見えているものの処理の仕方に違いがあるのです。

彼らは五感すべてに敏感さを持っています。そのなかでも視覚は彼らにとって物事を理解するために、有用な手段となりえ、さらに私たちの想像を超えた能力を発揮することさえあるのです。

見えないものは理解できない

目の機能的に、私たちに見えて彼らに見えないものはありませんが、彼らの能力は視覚優位に傾きがちであるため、目に見えないものは理解することさえ困難なことがよくあります。つまり、なにが見えないかではなく、目に見えないもの、目に入らないものが理解できないのです。たとえば、相手が自分の言葉や行為に対してどんな気持ちを抱くのかといったことは、わかりません。

この能力の過剰と欠如のせいで、彼らは多くの場面で苦境に立たされます。彼らは相手が不快になるということ自体がわかりませんから、自分が感じたことをよくそのまま口にしてしまいます。一方、私たちは相手の気持ちや感情がまったくわからないということが理解できません。ですから、彼らが不快になるようなことや失礼なことを言い続ければ、たとえそれが病気のせいであると頭ではわかっていても、敬遠したくなるのはやむをえないことでしょう。

彼らの病気のことをまったく知らない、あるいは理解していない人からは、なんて失礼な人だと思われがちです。それが子どもであれば、親はどんな育て方をしているんだと責められ、親子ともども追いつめられてしまいます。

彼らは病気というハンディキャップのほかに、周囲の無理解というハンディも同時に背負わされているのです。

彼らの病気は治ることはなく、治療方法も、療育（治療教育）という、いわば生きていくためのスキルを身に付けていくことであり、そのために大変な努力を要します。

それだけでなく、彼らは外見上私たちとなんら変わりがないために、わがままだとか性格が悪いなどと言われ、さらに苦しむことになるのです。

このことは、彼らの病気の性格上、ある程度はやむをえない部分もたしかにあります。けれども私たちには、そういう病気を背負わされた彼らをできるだけ理解する義務があるはずです。彼らの（一般の人にとって）失礼な態度や言葉が、彼らの育ちや性格に起因するものではなく、病気であることをきちんと理解する必要があります。

ハンディを背負ってしまった彼らに、さらに大きな苦痛を与える権利は、私たちにはありません。私たちは彼らが周囲の人たちから誤解を受けないように、彼らの視覚優位の能力をうまく生かして、導いてあげなければなりません。

ソーシャルスキルの欠如

ソーシャルスキルとは、「社会的技能」と訳される概念で、人が生活し、生きていくための技術のことを指します。

近年、統合失調症の人が回復して社会復帰するにあたり、さまざまな面で病気をする前とは違った「生活のしづらさ」を体験することが多く、これが社会復帰を阻む大きな要因になることがわかってきました。この「生活のしづらさ」を改善するために、「ソーシャルスキルトレーニング」という技法が発達し、元統合失調症患者の社会生活への適応に効果をもたらすことが認められています。

高機能自閉症やアスペルガー症候群の人たちもソーシャルスキルが欠如し、統合失調症の人と同じような生活のしづらさを持っています。けれども同じソーシャルスキルの欠如でも、その意味はまったく異なります。

違いの一点は、前者が先天性であるのに対して、後者が後天性であること。もう一点は、先天性ということにも通じるのですが、高機能自閉症やアスペルガー症候群の人は、ソーシャルスキルの欠如に対して「困っている」という感情が持てない、湧いてこないということです。

統合失調症の人は、自分が病気であるという、いわゆる「病識」がなくても、なんだか生きていくのに不都合が多いと感じており、トレーニングによって不都合な部分に気づくことで、より生活しやすくなるのです。

しかし高機能自閉症やアスペルガー症候群の人は、不都合に気がつかないので、トレーニングの意味を理解するのが困難です。生まれ持った資質として、ソーシャルスキルの欠如という要因が存在しているのです。

◆ソーシャルスキルとは

それでは、ソーシャルスキルにはどのようなものがあるのでしょうか。

アメリカの心理学者であるレバインは、人間のソーシャルスキルをまず大きく二つに分類しています。

一つは言葉を介さないソーシャルスキル（非言語的ソーシャルスキル）、もう一つは言葉を介したソーシャルスキル（言語的ソーシャルスキル）です。

高機能自閉症やアスペルガー症候群の人は、本来あるべきソーシャルスキルのうち非言語的、言語的スキルのいずれにも欠如が認められます。

以下、非言語的、言語的ソーシャルスキルとはどういうものかを示します。

【A　非言語的ソーシャルスキル】

①挨拶——社会的な場の雰囲気を読み、それにふさわしい行動をとる。
②強化行動——相手の気持ちを察して、相手をよい気持ちにさせる。
③相互的行動——友達に親愛の気持ちを行為で表す。
④協力行動——遊びや仕事で協力する。
⑤非言語キュー——視線や身振りで気持ちを伝える。
⑥歩調を合わせる——他人と歩調を合わせ、せかしたり無理強いをしたりしない。
⑦社会的フィードバックへの感受性——社会的な相互作用の後、どのようにふるまうかを知っている。
⑧他人の行動の理解——相手の行動の意味や意図を理解できる。
⑨自分の影響力の認知——自分が他人からどのように思われているか、また自分の存在がどのような影響を与えるかを知っている。
⑩他人との争いの解決——攻撃的にならずに、他人との争いごとを解決することができる。

⑪場の支配――その場を強く仕切らずに、仲間と関係を持つことができる。
⑫社会的回復力――人間関係で失敗しても、回復することができる。
⑬自分の売り込み能力――仲間に受け入れられるように自分のイメージを作り上げることができる。

【B　言語的ソーシャルスキル】

①自分の気持ちを伝える能力――自分の気持ちを誤解されずに正しく伝えることができる。
②他人の感情を読む能力――他人の気持ちを、他人の言葉から読み取ることができる。
③仲間言葉の理解――仲間同士の特別な言葉遣いをうまく行うことができる。
④話題の選択と持続――いつ、どのような話題を、どのくらい続ければよいのかを知っている。
⑤ユーモアの使用――適切なユーモアを会話にこめることができる。
⑥話し方の切り替え――聞き手の種類によって話し方の切り替えができる。
⑦他人の期待の感知――相手が何を知り、何を期待しているのかを知っている。
⑧上手な依頼――相手を傷つけないように依頼ができる。

⑨誤解の解消——言葉による誤解を解くことができる。
⑩感情調和——相手の気分をよくするような話し方をすることができる。

(『アスペルガー症候群と学習障害』榊原洋一著、講談社+α新書より)

以上の項目すべてが、高機能自閉症やアスペルガー症候群の人は苦手で、どうすればいいのか皆目見当がつかないというのが実態と考えられます。

「三つ組」の障害

前述したように、自閉症スペクトラムの基本的な症状としてローナ・ウィングは、①社会性の障害、②コミュニケーションの障害、③想像力の障害をあげています。これら三領域すべてに障害が見られるときに「三つ組」の障害と言います。

高機能自閉症やアスペルガー症候群の人たちについても、彼らがいかに高機能であっても、「三つ組」の障害が認められます。

「三つ組」の障害のうち、「①社会性の障害」は、先ほどのソーシャルスキルのなかの「A非言語的ソーシャルスキル」の各項目の欠如にほぼ該当し、「②コミュニケーションの障害」

は、「B　言語的ソーシャルスキル」の各項目の欠如にほぼ該当します。

ただ、高機能自閉症やアスペルガー症候群の人は、典型的な自閉症の人に比べると、表面的には「三つ組」の障害が目立たないために、よく観察しないと見逃してしまいます。

では、高機能自閉症やアスペルガー症候群など、精神遅滞を伴わない高機能群の「三つ組」の障害について説明したいと思います。

①社会性の障害――四つのタイプ

社会性の障害は、具体的には、先の非言語的ソーシャルスキルの欠如によってもたらされます。

ただ、社会性の障害といっても、彼らに問題性が生じるのは、かなり限定された状況です。家族や同級生のような親しい間柄ではあまり目立ちません。また、目上の人間や見知らぬ他人との接触でも、決まりきったルーチンをこなす場合や短時間の交わりでは、表面化することはあまりありません。ですから、私たちのような専門家であっても、診察や検査場面だけで彼らの障害を見つけ出すのは困難なのです。学校でも同様で、授業を普通に受けている限りにおいては、彼らの障害は気づかれにくい面があります。

彼らの社会性の障害が明らかになりやすいのは、休み時間や校外活動の自由時間など、自主性を持って行動しなければならないときです。

ただし高機能自閉症やアスペルガー症候群の人でなくとも、他の人との交流を避けたり、苦手だったりする人はいます。これを見分けるためには、親や養育者からの聞き取りが重要です。彼らには、なにかしらの兆候が幼少期から認められるからです。

ウィングは社会性の障害を四つのタイプに分類しています。しかし、それぞれがはっきりと区別されるわけではありませんし、成長するにしたがってタイプが変わることもあります。それでも彼らの行動パターンを認識するのに役立ちますし、療育の方針を決めるのにも有用なので、紹介します。

【A　孤立型】

この型は、比較的重度の自閉症の小さな子どもによく見られます。

孤立型の子どもは、たとえ私たちが同じ部屋にいたとしても、誰も存在しないかのように行動し、呼びかけても返事をしません。同じ空間にいても、私たちは物体と同じです。私たちが座っていたり、寝そべっていたりすれば、そのまま踏んでいこうとします。たまに私たちの手を取って物をつかませたりしますが、それは私たちに関心があるわけではなく、私たちの手がそのときに必要なだけです。私たちの手が用済みになれば、再び自分の世界に戻っていきます。

しかし、孤立型の子どもと遊ぶことがまったく不可能かといえば、そうではありません。ダイナミックな動きを伴うぐるぐる回しをしたり、くすぐったりすると、声を上げて笑い、うれしそうな笑顔を見せることもあります。

けれどもこの場合も、私たちと交流が持てたわけではありません。私たちがくたびれて、ぐるぐる回しやくすぐりを止めてしまえば、私たちへの興味はなくなり、再び自分の無目的な遊びの世界に入っていくのです。私たちの存在は、遊園地のコーヒーカップのような遊具と同じなのです。

実際、高機能自閉症で『我、自閉症に生まれて』の著者であるテンプル・グランディンは、コーヒーカップのようなぐるぐる回る遊具が大好きだったと語っています。

私たちは、コーヒーカップと同じように扱われたことに対して、腹を立ててはいけません。彼らは「わがまま」なのではなく、単に私たちに感情というものが備わっていることが理解できないだけなのですから。

孤立型の社会性の障害は、とくに小児期に目立ちます。他の子どもと協力してなにかを行うことができないので、より顕《あらわ》になるのです。彼らはただ無関心なだけなのですが、周りの生徒や教師からは「自分勝手」というレッテルを貼られがちです。

孤立型は重度の自閉症スペクトラムの人に見られることが多いのですが、高機能群にもとくに幼小児期において、一過性にこのような社会性の障害が認められることがあります。しかし長じるにつれ、高機能群は、対人関係がしだいに次に紹介する「受け身型」「積極・奇異型」「形式ばった大仰な型」に変化していくことが多いのです。

【B　受け身型】

このタイプは四つの社会性の障害のなかで、最も数が少ないタイプです。

このタイプの人は、他の人からの接触を避けることなく、受け入れます。けれど自分から接触を求めていくことはありません。小さい頃には周囲にとても従順で、言われたことに従うので、他の子どもも喜んで遊びに加えてくれます。しかし大きくなるにつれて、なんだかつまらない子として、仲間外れにされることが多くなります。また、目立たない、存在感の薄い子どもとして、教師から放置されることもあります。

さらに従順であるがゆえに無理なことを強いられることも多く、絶好のいじめの対象になります。

後述しますが、自閉症スペクトラムの人はいじめを受けることが多く、このことが思春期、青年期になって被害妄想的な言動につながることもあります。

これまで述べてきたように、彼らは本質的に対人関係が苦手です。しかし大きくなるにつれて、とくに高機能群では、苦労を重ねながらもしだいに相手の気持ちを推察することが可能になってきます。しかし、いじめを受けた自閉症スペクトラムの人は、対人関係の在り方を被害的・迫害的と読み誤るようになります。さらにいじめがなくなった後でも追想的に迫害状況がフラッシュバックして、対人的不適応を起こすようになるのです。

この受け身型の人は他のタイプに比べて最も問題行動が少ないタイプです。しかし、思春期になって大きな課題に直面したりすると、社会的不適応、対人困難などの問題を生じることもあります。

【C　積極・奇異型】

このタイプは、他の人に矢継ぎ早に質問する人があてはまります。同年代の人ではなく、主に自分の世話をしてくれる人を質問攻めにし、とくに自分の要求や関心を一方通行で延々と話し続けることがよく見られます。具体的には、自分の好きなアニメのキャラクターについて、相手の反応におかまいなくしゃべり続けたり、相手が嫌がるような個人的なことをどんどん問い質《ただ》したりします。そして、相手が質問をさえぎったり、少し待つように促したりすると、怒り出すこともあります。

このタイプの人は、一見対人関係が積極的なので、しばしば病気が見過ごされがちです。けれども彼らの積極的な関わりは、その場に不適切であったり、無遠慮であったり、私たちが違和感を覚えるものであったりするのです。

この積極・奇異型は、高機能群に多く認められます。

【D　形式ばった大仰な型】

このタイプの行動パターンは、青年期後半、つまり一七歳頃から成人期において見られ、高機能群のなかでも言語能力の高い人にときどき現れます。

彼らは過度に礼儀正しく、慇懃《いんぎん》すぎるほど堅苦しく人に接します。人付き合いのルールを厳密に守って振る舞うことに、過剰といえるほどの努力をします。けれども、彼らはどうしてそういう場面でそうするのか、ということを正しく理解していないので、ときどき突拍子もない失敗をおかします。

たとえば、あるアスペルガー症候群の青年は、女性と付き合うときは積極的にと雑誌に書いてあったのをそのまま受け取り、同じ職場の好意を寄せていた女性に対して、勤務時間中に唐突に「僕とキスをしてください」と言ってしまいました。

AからDのいずれのタイプの人も、自分以外の人の考えや感覚を正確に把握することは困難です。他人の気持ちを斟酌《しんしゃく》したり汲み取ったりすることが、彼らにはできないからです。先に述べたように、AからDのタイプに厳密な区分はありません。タイプが移行することもありますし、重なり合うことも多々あります。

②コミュニケーションの障害——四つのタイプ

自閉症スペクトラムに入る人たちは、多かれ少なかれ皆、「コミュニケーション」の障害を持っています。中等度以上の障害を持つ群では、発語そのものがなかったり、あってもオウム返しや独り言が中心ですが、高機能群では言葉を話せないことはまずありません。しかし、そういう彼らも、文法や語彙《ごい》には問題がなくても、なにかしら言葉の使い方がおかしいのです。その症状を、ウィングの四つの分類で見ていきましょう。

【A　話し言葉を使う際の障害】

高機能群の人たちは、一見、正しい文法を用い、豊富な語彙を持っているようです。けれども彼らは、やはり自閉症特有の問題を抱えています。それは、相手の意図を汲むことができないことから派生する問題で、彼らはその場に合わせた話し方をすることができず、奇妙に杓子定規な話し方になってしまいます。

あるアスペルガー症候群の青年は、自分の父親の仕事をどう思うかと尋ねられたときに、「彼は半導体製作の技術者で、部下を二一人持ち、残業を週に三回し、休日は寝ている時間が長い。半導体とは低温では電気を通さないが、高温になるにしたがい電気伝導度を増す物質です」と答えました。

たしかに彼の答えは正確です。ただ、これを言うのに五分ほどかかり、さらに半導体に関する知識を延々と私に話し続けたのです。

ここに彼らの話し言葉を使う際の障害が現れています。つまり、長い時間考えたわりに、でてきた答えは国語辞典の解説のようであり、ふざけているのか、私のことをバカにしているのかと思いたくなります。

このようなことは、もっと親しい人の間でも起こります。たとえば、母親に対して、「カップラーメンにお湯を注いでいいですか」とか、「私の好物を作ってくださったことに感謝の意を表したい」など、その場にふさわしくない言葉を用いたりします。文法や語彙が間違っているわけではないのですが、いわゆるＴＰＯ――時間、場所、場面――によって話し方や言葉を使い分けることができません。これこそが彼らの病理であり、その場の雰囲気やニュアンスを汲み取るということが、そもそもできないのです。

また話し方も、ニュースを読むアナウンサーのようであったり、カーナビのコンピュータのようであったりします。そして、言葉自体もコンピュータがしゃべるように、感情や抑揚のない声に聞こえることが多いのです。

さらに、「て、に、を、は」などの助詞や「そして、しかし、また」などの接続語がうまく使えません。私たちは、おおまかなニュアンスを体得しているからこそ、それらを使いこなすことができるのです。高機能群であっても、ニュアンス的なことが苦手なので、これらの語の使い方は混乱します。

【B　話し言葉を理解する際の障害】

自閉症スペクトラムの人が他人の言葉を理解する上で最も大きな障害は、言葉を文字通りに受け取ってしまうということです。これは統合失調症の人の「具象化傾向」と呼ばれる症状と同じです。

たとえば、「槍《やり》のような雨が降ってきた」というと、彼らは「それじゃあどこに隠れたのですか」などと言ったりします。彼らに比喩《ひゆ》的《てき》な表現は理解できません。

また、社交辞令で「家の近くに来たら寄ってね」などと言おうものなら、思いもかけないときにほんとうにやって来ます。彼らに社交辞令は禁句です。別に悪気はないのですが、「暗黙のルール」というか、言外の意味を汲み取ることができないのです。あまりに言葉を文字通りに受け取って行動するので、ふざけているかのような印象を受けますが、決してそうではなく、理解できないだけなのです。高機能群の人にも同じような障害が認められます。

【C　口調と声量調節の障害】

先ほど述べたように、彼らは感情や抑揚のないしゃべり方をすることが多いのですが、それ以外にも、外国人が日本語をしゃべっているときのような不自然な印象を受けることもあります。また、単調なしゃべり方をしたかと思えば、抑揚が大きすぎたり、声量も大きすぎたり小さすぎたりします。このことは高機能群でも同じです。ただ、発語そのものははっきりしていることがほとんどです。

【D　非言語的コミュニケーションの障害】

彼らは一様に、身振り、手振り、表情、視線、物理的対人距離のような非言語的ソーシャルスキルを苦手としています。私たちは普段の生活のなかであまり意識することなく、それらを自然に用い、意思疎通を図っています。けれども彼らは、この非言語的コミュニケーションを使うことができません。彼らにはまったく理解できないのです。

そもそも彼らは非言語の意味というような、あいまいで目に見えないものは、その存在すら想像できません。想像さえできないものを身に付けたり、覚えたりすることは無理です。私たちが彼らと話していて感じる不自然さや違和感は、この非言語的コミュニケーションが成立しないということも一因なのです。

③想像力の障害

高機能群であっても、自閉症スペクトラムの人はごっこ遊びや想像的活動をしません。彼らは、たとえばミニカーで遊ぶ場合でも、テーブルを道路に見立てて遊んだりはせず、単にミニカーを並べたり、タイヤを回したりするなどして遊びます。その多くは一人遊びが中心で、仲間と遊ぶことはありません。そもそも、どうやって仲間に加わればよいのかわからないし、それを楽しいとも感じないのです。これは大人になっても変わりません。

高機能群の一部には、「ままごと」のようなごっこ遊びをするようになる人もいますが、よく観察すると、自分が毎日の生活で身に付けた習慣のコピーであったり、自分以外の人に自分の習慣と同じ動作を命じたりと、およそ感情がこもっていない印象を受けます。

高機能群はこのコピーが得意です。たとえば「機関車トーマス」になりきり、それを繰返し演じます。一見、想像力を持って演じているようですが、よく考えるとこれも単なるコピーであることがわかります。

高機能群であっても、彼らは他人と喜びを共有することはできません。ですから想像的な遊びもできません。なぜなら想像的な遊びの喜びは、他人との関わりから生まれ出るものだからです。彼らは楽しみを、自分の特異な興味だけに見出すのです。

◆強いこだわり

自閉症スペクトラムの人は「こだわり」が強いという特徴があります。これは高機能群でも同じです。

「こだわり」は、想像力の障害と表裏をなすものです。他人と喜びを分かち合えず、他人に関心がなく、将来への展望が持てないならば、今現在の自分に快さを与えてくれるものに「こだわり」を覚え、そのような動作を反復し、それを取り巻く環境を変えずにいたくなるのは当然のことかもしれません。

自閉症スペクトラムの人に一般的によく見られる「こだわり」に、光るもの、表面の感触がよいものなどへの過剰な固執があります。このような単純な「こだわり」は、彼らが小さいときに見られ、もう少し大きくなると儀式的な行為の反復が見られるようになります。たとえば、私たちには単に乱雑に置かれているようにしか見えなくても、同じ配置でおもちゃが置かれていないと気がすまない、学校への道順が必ず同じでないと機嫌が悪くなるといったことです。

しかし、高機能群の場合、この程度の「こだわり」はコントロールできるようで、もう少し複雑な場面での「こだわり」が明らかになります。

たとえば、ある高機能自閉症の中学三年生の男子は、普通学級ではとくに目立った問題行動もなく過ごしていたのですが、修学旅行の初日にパニックに陥ってしまいました。原因は、彼は普段必ず一一時に就寝するよう決めていたのですが、興奮した他の生徒が一一時に寝るはずもなく、喧騒の中で眠れなくなったためでした。旅行行程、仲間選びなど、かなり前から準備をしたにもかかわらず、不幸にも旅行は一日で中断してしまいました。修学旅行だから多少夜ふかしになるということを、彼は受け入れることができなかったのです。

けれども「こだわり」がいつも悪く働くわけではありません。特定の分野で優れた能力を発揮することにつながることも多いのです。たとえば、鉄道や天文、恐竜、歴史、地理、外国語などの分野で、高機能群の人が能力を発揮するケースがよく見られます。もちろん他にもたくさんの分野で、その能力は見られます。

前述したように、①社会性、②コミュニケーション、③想像力の三領域にわたって障害が認められると、自閉症スペクトラムと呼ばれます。

自閉症スペクトラムは非常に幅広い概念で、周囲の人の援助なくしてはなにもすることができない重症の人から、自分自身で生計を立て、まったく援助を要しない軽症の人まで含まれます。けれども根本的に三つの領域の障害を持っていることに変わりはなく、療育方針は同じです。

高機能群の五感の過敏性

第一章で述べたように、自閉症の人には「五感の過敏性」が認められ、それは高機能群であっても同じです。

高機能群のそれがどういうものかを詳しく見てみましょう。

聴覚については、こちらの呼びかけに反応しなかったり、大きな音を無視したりするため、耳が聞こえないのではないかと思われることさえあります。しかし、彼らは自分の好きなテレビ番組の音楽が始まるとすぐに反応するので、聞こえていないということはありません。

このような音への鈍感さも認められますが、どちらかといえば彼らは、その過敏性によって混乱したり、困惑したりすることのほうが多いのです。ただ、その過敏性も彼ら一人ひとりで異なりますし、多くの場合、私たちとは苦手な音の種類が違っています。

たとえば私たちの多くは、黒板を爪で引っ掻いたときの「キキキィー」という音が苦手です。けれども自閉症スペクトラムの人は、あまりこの音に反応しません。一方で彼らは、運動会のピストルの音や窓の軋《きし》む音、人の大きな声などを、私たちの想像以上に苦痛に感じるようです。私たちには、彼らが苦手とする音の種類はよくわかりません。

この音への過敏さは高機能群でも同様に認められます。彼らはさまざまな音のなかから必要な音だけを選択して聞き取ることも苦手です。私たちは雑踏の中にいても、騒々しい喫茶店にいても、必要な音を無意識に拾うことができます。一緒にいる人の話し声や駅のアナウンスなどをピックアップして聞くことができます。しかし自閉症スペクトラムの人は、高機能群でもこのようなことは自然にできません。学校の授業でもざわざわした教室では、教師の話をうまく聞き取ることができないのです。

これは、前述した選択的注意の欠落によるものです。

人は成長するにしたがって、自然に必要な音を聞き分け、無意識に不必要なものを捨て去るようになります。しかし彼らは、すべての音が等価に耳に入ってきてしまうために、うまく聞き分けることができないのです。さらに、入ってくる音の感じ方も、私たちとはその質が異なるのです。

自閉症スペクトラムの人の視覚においても、聴覚と同じように過敏さと鈍感さが認められます。前述したように、多くの自閉症スペクトラムの人は、輝いたり、キラキラしたりするものに魅入られます。その一方で、光をとても怖がったり、無視したりする人もいます。

自閉症スペクトラムの視覚の過敏性は、彼らに有効に働くことが多い点が、他の聴覚や嗅覚、味覚、触覚と異なります。

まず、視覚は彼らの療育に役立ちます。たとえば彼らが理解しにくいことも、絵で示すことによって、より理解しやすくなります。覚えにくい手順も、カードに絵を描いて示せば、行動しやすくなります（194ページ参照）。

また彼らは、動くものや目に入るものに対して、次々と視点が動いてしまうようです。多くの一般の子どもも同じようなものかもしれません。けれども注意を促せば彼らはたいてい集中できます。一方、自閉症スペクトラムの人の注意の逸《そ》れ方は、そういうレベルではありません。どうしようもなく視点が動いてしまうという感じなのです。以上のことは高機能群でもいえます。

ただ、彼らの一部は、切り取った映像をそのままメモリーに記憶し、デジカメのメモリーディスクのようにそのまま映像を再現することも、ときには可能です。ですから映像を細部まで精密に再現したり、カレンダーを何十年分も記憶したり、時刻表をまるごと覚えたりできるのです。これは彼らにだけできることで、私たちには不可能です。

嗅覚や味覚、触覚においても、聴覚、視覚と同様に過敏さと鈍感さが認められます。嗅覚は私たちと違っていることが多く、腐っている臭いに無頓着であったかと思えば、スイカの臭いを極端に嫌ったりします。

味覚も嗅覚と同様で、そのために極端な偏食が認められます。

触覚は、身に着けるものに対して、極端に過敏だったりします。高機能群でも、いつも靴下や靴そのものを脱いでしまう人がいます。注射を極端に怖がり、大人になっても涙を浮かべる人さえいます。そうかと思えば痛みに鈍感で、骨折していても痛みを訴えないことさえあるので注意が必要です。

苦手なこと

自閉症スペクトラムの人は、細かい動きがあまり得意ではありません。これは高機能群でも同じです。表面的にはしばしば「ぎこちない」動きとして現れます。

たとえば歩くときや走るときに、手と足を交互に動かせず、同時に動かしたり、頭や肩を極端に前へ出して歩いたりします。手先が不器用で、図画工作が苦手だったり、字も下手なことが多かったりします。

けれども自分の好きなもの――彼らの多くはジグソーパズルやレゴ、積み木が大好きです――は、驚くほどスムーズにこなしていくこともあります。自分がやりたいことはけっこう器用にできるようです。私たちにも同じような傾向がありますが、彼らはそれが顕著なのです。

彼らは不器用なりに、水泳や鉄棒など、一人でできるスポーツはこなせるようになりますが、問題は団体競技です。彼らの特性として、かけひきの必要なスポーツをすることは困難です。ルールを把握するのも苦手で、仮にルールを理解できたとしても、それを臨機応変に使いこなすことはできないのです。

得意なこと

自閉症スペクトラムの人の一〇人に一人くらいは、優れた能力を持っています。この人たちの多くは、やはり高機能群に含まれます。

一度聴いただけの音楽を正確に楽譜にしたり、演奏したりできるといった能力が、よく知られています。まったく楽譜が読めなくても、聴くだけで完璧に演奏できる人もいます。驚くことに、同じ曲であっても、異なるＣＤを聴いて、それぞれを忠実に再現することができる人もいるのです。

芸術の領域では、絵を描くことに才能を発揮する人もいます。風景を一瞥《いちべつ》しただけで、それこそデジカメで切り取ったように記憶し、絵に再生できる人もいます。

このような才能は、五感の過敏さが有効に機能したケースだと考えられます。すなわち聴覚における音楽的才能と視覚における描画の才能です。

それ以外でも、複雑なジグソーパズルを短時間で完成させたり、カレンダーやポケモンの膨大なモンスターデータ、円周率を記憶したりする人がいます。

ただ、このような特殊な天賦の才能も、大人になるにつれて失われていくケースが多いのです。理由は、現在まだまったくわかっていません。

サヴァン症候群

自閉症スペクトラムで、先にあげたような優れた能力を持つ人を「サヴァン症候群」と呼ぶことがあります。

サヴァン症候群は、自閉症スペクトラム以外に精神発達遅滞（知的障害）の人にも見られますが、精神発達遅滞では二〇〇〇人に一人ぐらいの割合が、自閉症スペクトラムでは一〇人に一人ぐらいの割合になります。

「サヴァン症候群」には二種類あります。

まず一つは、本人の障害に比べて、その能力が極めて秀でている場合で、これを「天分のあるサヴァン」と呼びます。もう一つは、彼らの能力が単に彼らの障害と比べて優れているだけでなく、通常の人間に備わっていたとしても驚異的なケースで、これを「奇才のサヴァン」と呼びます。

ただし、「奇才のサヴァン」が世に出現するのは極めてまれで、この一〇〇年間で一〇〇例に満たない報告しかありません。

サヴァン症候群の能力は、本来人間に備わっている多岐にわたる能力を考えれば、極めて限定されていることが報告されています。その能力が現れる分野には、カレンダー記憶や音楽（ピアノと歌）、迅速な計算、美術（絵画、デッサン、彫刻）、機械的な正確さ、桁外《けた》れの記憶力、さらに極めてまれですが、並外れた嗅覚、触覚、超感覚的知覚などがあります。

これらは、先ほど述べた、彼らが得意なものと一致しています。

サヴァン症候群全員に共通するのは記憶力のよさであり、しかもそれは「直観像の記憶」

という知覚であることが多いとされています。これはここまで繰り返し説明してきた、デジカメで切り取ったような映像的な記憶と同じです。このような写真的な記憶は主に視覚領域で発揮されますが、音楽を一度聴いただけで正確に楽譜に起こしたり、演奏を忠実に再現する人がいるように聴覚領域でも見られます。

また彼らの優れた能力も、成長とともに減衰することがありますが、その一方で、能力を持ち続ける「サヴァン症候群」の人も存在します。

原因

自閉症スペクトラムの原因については、一九七〇年頃までは、親の育て方に原因があるという理論を信じる専門家がたくさん存在していました。けれどもこうした考え方を証明する証拠はまったくなく、後の適切な研究によって、この理論の誤りが証明されています。

しかし、いまだに一般の人たちの間には、「親の育て方が悪いからこうなった」「どういう育て方をすればこういう子どもが生まれるのか」などという誤った考え方が根強く残っています。このことは明確に否定されなければなりません。養育態度と障害の原因にまったく関連性はないのです。

自閉症スペクトラムの原因については、現在二つのアプローチがなされています。一つは遺伝子レベルの話ですが、これまで障害の原因となるような特定の遺伝子は発見されておらず、複数の遺伝子が絡み合っていると考えられています。ただし、遺伝負因はたしかに存在しています。

一九九四年のパトリック・ボルトンの研究では、典型的な自閉症の兄弟には、自閉症スペクトラムの人が六％おり、半分の三％は典型的な自閉症であったと報告されています。さらに、コミュニケーションの障害や社会性の障害、反復的な行動パターンなど、軽微な自閉症的な障害を有する率は、典型的な自閉症の人の兄弟で二〇％も存在するとしました。

もちろんこの研究以外にも、自閉症スペクトラムにおける遺伝的要因が指摘されています。つまり、遺伝子での異常はまだ証明はされていないけれども、遺伝負因は存在するということです。

もう一つは、脳のどの部位に障害があるのかという研究です。これも遺伝子と同様、はっきりとした部位が同定されているわけではありません。近年の研究では、大脳辺縁系および小脳が障害に関与しているのではないかと考えられています。

心の理論

「心の理論」の研究は、一九七八年、動物心理学者のプレマックらが、チンパンジーやゴリラなど知能が高い霊長類にも、人間と同じように他の個体が何を考えているのかということを知る能力があるのかを調べようとしたことが始まりです。

仲間が何をするつもりなのか、何を考えているのか、何を思っているのか、などということを推測できる能力が、チンパンジーやゴリラにあるのかということを調べた結果、人類に一番近いとされるチンパンジーでさえも、そういう能力がないことを見出しました。このように、仲間の思考を推測する能力のことを「心の理論」と呼びます。

人間の子どもにこの「心の理論」があるかを調べるときに用いられる「サリーとアンの課題」というものがあります（108〜109ページ参照）。

児童心理学者であるウタ・フリスとサイモン・バロン−コーエンは、この課題を自閉症の子ども二〇人、ダウン症の子ども一四人、健常児二七人に実施しました。その結果、自閉症の子どもの八〇％が「サリーとアンの課題」を理解できなかったのです。ダウン症の子どもは自閉症の子どもより知的機能が低いにもかかわらず、八六％が理解し、四歳の健常児も八五％が理解しました。この結果、自閉症児は「心の理論」に障害があるとされたのです。

しかし、その後の研究で、自閉症スペクトラムの人全般に「心の理論」が欠けているという結果は示されませんでした。とくに高機能群の多くは、「サリーとアンの課題」を正答できたのです。つまり高機能群のように言語が理解できる人にとっては、この課題はさほど難しくないということがわかってきました。したがって「心の理論」で自閉症の診断はできず、さらにこだわりや機械的記憶、五感の過敏性、比喩理解の困難さ、などは説明できないのです。

とはいえ、たしかに多くの自閉症スペクトラムの人は「心の理論」が欠落しています。高機能群であっても、現実場面では咄嗟《とっさ》に自分の置かれている状況を理解できないことが、しばしば見られます。

自閉症スペクトラムは増加しているのか

私が精神科医として働き出した一五年前に比べると、自閉症という言葉を耳にする機会は増えている印象があります。専門家の間でも、自閉症スペクトラムの人と出会うことが多くなったという話をしばしば聞きます。

患者数が増加しているかという問いに対する確実な解答はありません。患者数の増加は単

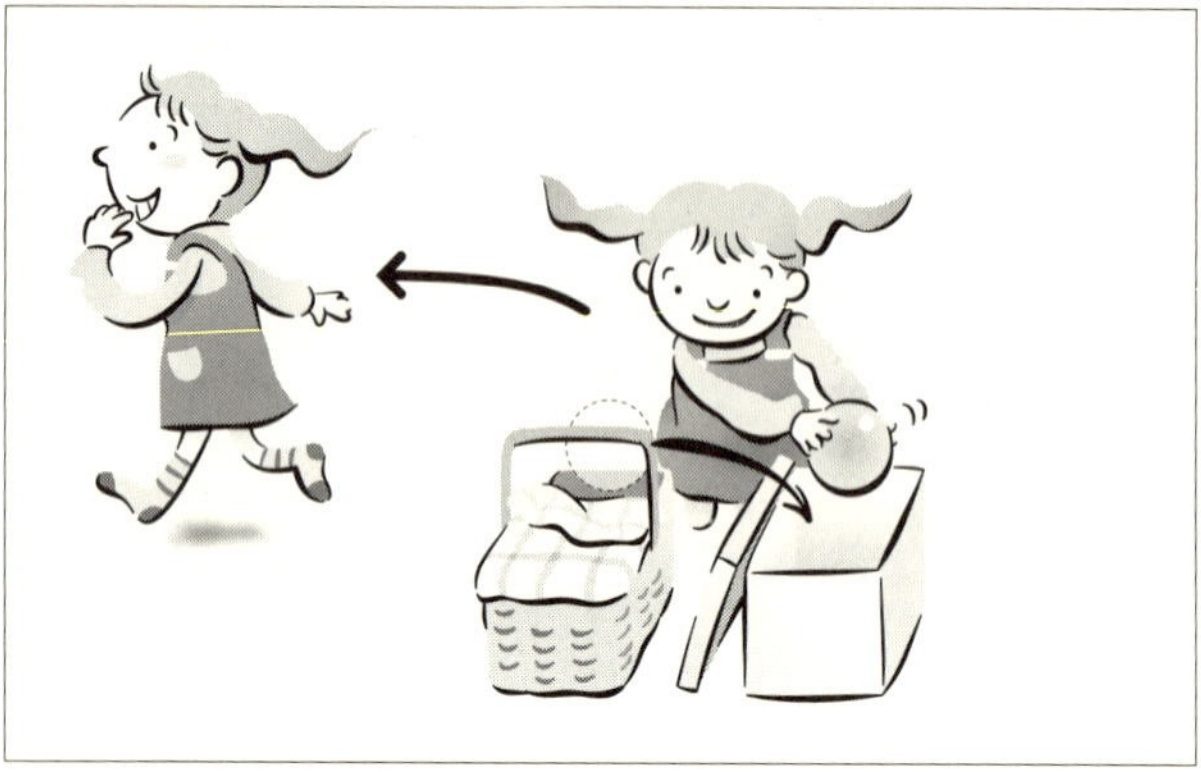

③ アンは、その玉をカゴから出し自分の箱に入れます。
そして部屋を出ます。

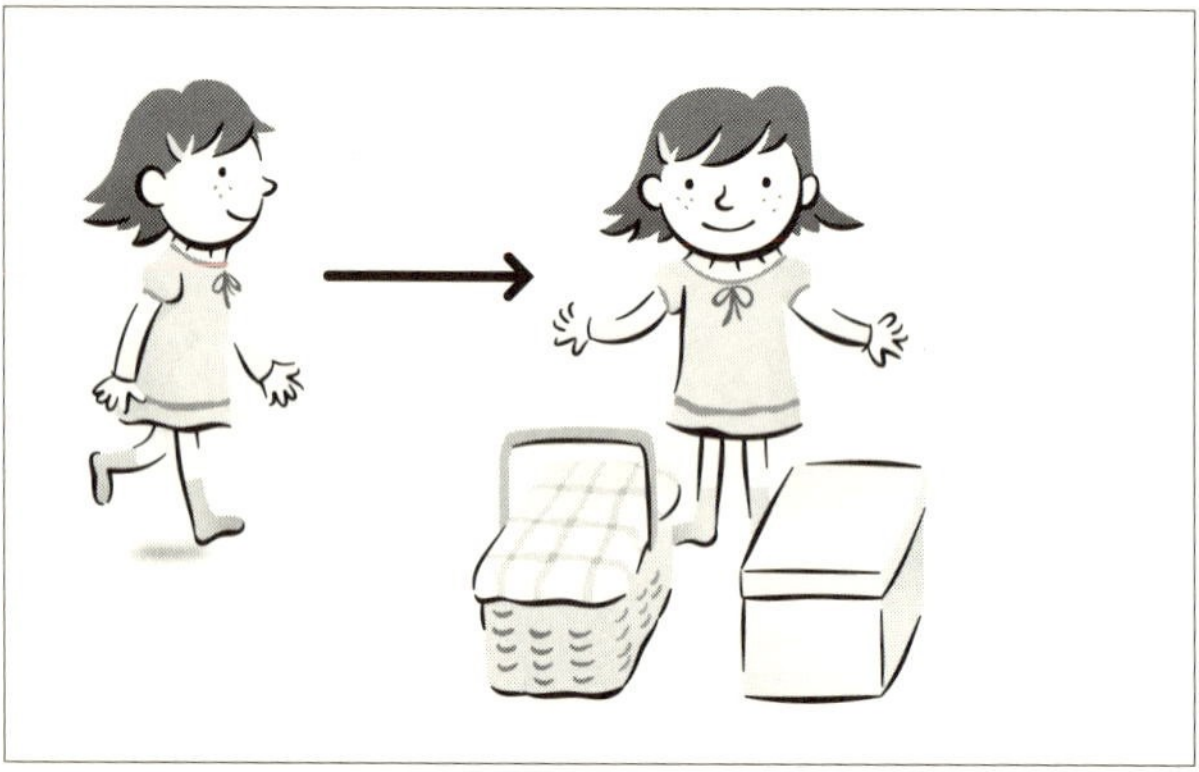

④ そこにサリーが帰ってきました。さて、サリーは玉を
出そうとしてどこを探すでしょうか。

―サリーとアンの課題

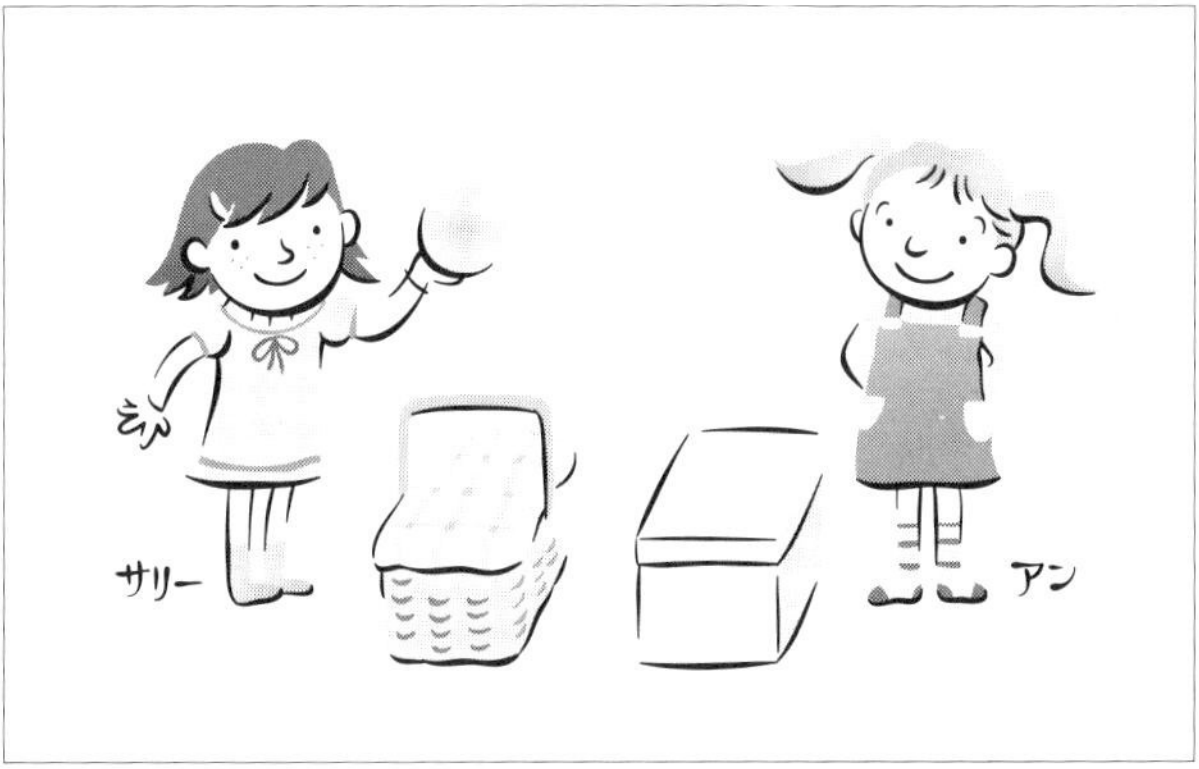

① サリーは、カゴと玉を持っています。アンは、箱を持っています。

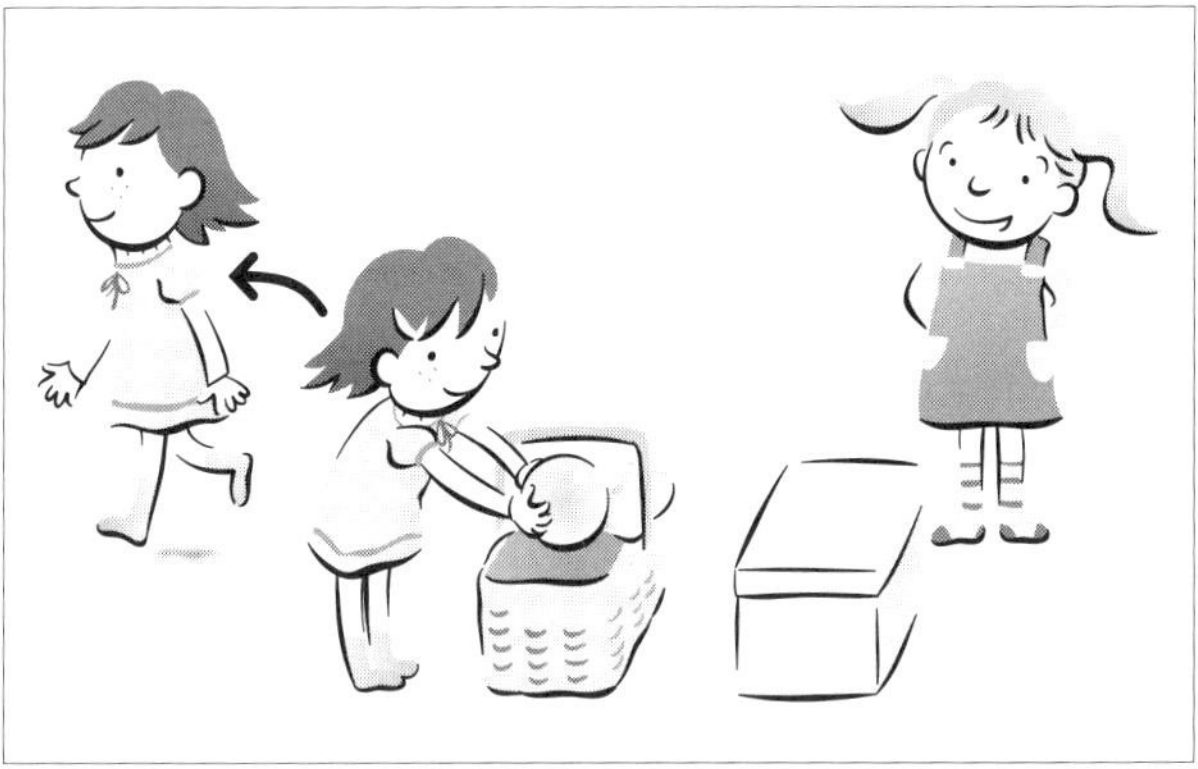

② サリーは、持っていた玉をカゴの中に入れて部屋を出ます。

に見かけ上のことかもしれないからです。というのも、一九八〇年にＤＳＭ－Ⅲ（『アメリカ精神医学会による精神疾患の分類と診断の手引』第三版）が出版され、瞬《またた》く間に世界中の精神科医が使用するようになり、それまで明確な診断基準がなかった自閉症の診断が簡便になったことで、患者数が増加した可能性もあるのです。

また、一昔前のいわゆる典型的な自閉症という狭い概念が、自閉症スペクトラムというように拡大したことも、自閉症と出会う機会が増加したように見える一因かもしれません。

見かけ上ではなく、真の増加があるのかについても確実な答えはありません。本当に増加している可能性も否定できないのですが、その理由はまったく特定できていないのが現状なのです。

◆なぜ男子に多いのか

自閉症は男性に多いことがはっきりしています。前述のカナーは、男性患者は女性患者の四倍見られたという報告を行っています。けれどもなぜ男性に多いのかは、現在、まったくわかっていません。

ただし、女性のほうが男性に比べて病状が重くなるといわれています。また、高機能群においては、男性の比率がより高くなるという報告もありますが、これにも例外はあり、『我、自閉症に生まれて』の著者であるテンプル・グランディンは、非常に能力の高い高機能自閉症の女性です。

第五章　ＬＤ、ＡＤＨＤと軽度発達障害

高機能群とLD、ADHDの重複

本書は、主に高機能自閉症、アスペルガー症候群という軽度発達障害を世の中に広く知ってもらうことを目的としています。ではなぜここでLD（学習障害）とADHD（注意欠陥多動性障害）を取り上げるのでしょうか。その理由は二つあります。

まず一つは、高機能群にしばしばLD、ADHDが重複することがあるからです。高機能群は知的障害を伴っていないのが前提です。しかし、知能は正常であるにもかかわらず、文章を読むこと、書くこと、理解すること、あるいは計算が極端にできなかったりすることがあります。ですから、高機能群の「三つ組」の障害（社会性の障害、コミュニケーションの障害、想像力の障害）が軽症である場合、教師からLDが指摘されることもあります。

高機能群は知能は正常なのですが、IQ検査（IQには言語性知能と運動性知能がありま す）を施行すると、言語性知能が運動性知能を上回ることが多いのです。つまり、高機能群は、言語機能に比して運動機能が障害されているといえます。この理由は現在はまだはっきりしていません。

また、第四章で述べたウィングの分類のうち、積極・奇異型の子どもはしばしば多動の症状を呈し、ＡＤＨＤという診断を医師から受けています。しかし注意しなければならないのは、ＬＤやＡＤＨＤを疑われて学校や近所の病院から私のクリニックを紹介されてくる子どものなかに、高機能自閉症、アスペルガー症候群が見逃されていたケースが数多く存在しているということです。

たしかにＬＤ、ＡＤＨＤという診断は間違っていませんし、それに対応する治療が必要なのは言うまでもないことですが、高機能群であればそのための治療＝療育が不可欠であり、それがＬＤ、ＡＤＨＤにもよい影響を与えるのです。

もう一つは診断の問題です。

私自身は、発達障害の定義にＬＤ、ＡＤＨＤを含めるべきではないと考えています。もちろん自閉症スペクトラムに含めるわけにもいきません。なぜなら、「三つ組」の障害とＬＤ、ＡＤＨＤの症状は別個のものだからです。児童精神科医の多くは同様の意見のようです。

しかし一方で、少数ではあっても発達障害の中にＬＤ、ＡＤＨＤを含める考え方もあります。したがって、発達障害とＬＤ、ＡＤＨＤがどういうものであるかをきちんと把握しておく必要があるのです。

二つあるLD

ＬＤは、日本語では「学習障害」と訳されます。実は、日本語訳は同じでも、英語表記には二種類あります。一つはLearning Disordersで、これはアメリカ精神医学会の診断基準の第四版であるＤＳＭ－Ⅳに記載されています。もう一つはLearning Disabilitiesで、これは主に教育界で使用されています。一般的にＬＤといえば、この後者のLearning Disabilitiesを指すことが多いようです。

ＬＤについて、私のような一般的な精神科医は、その人が持っている知的能力に比べて、「読み、書き、計算」が苦手な人を思い浮かべます。これはＤＳＭ－Ⅳの診断基準そのもので、いくつかあるＬＤの診断基準では最も狭い範囲となります。

ＤＳＭ－Ⅳには、ＬＤについて「読字障害」「算数障害」「書字表出障害」「特定不能の学習障害」と、四つの下位分類がありますが、臨床的に使用するのは前の三つです。

以下、その診断基準を示します。

【学習障害　Learning Disorders（ＤＳＭ－Ⅳ）】

◆読字障害

Ａ読みの正確さと理解力についての個別施行による標準化検査（標準化という一定の手続きを経て作成されたもの。教育・心理検査と表示されたものはすべて標準化されている）で測定された読みの到達度が、その人の生活年齢、測定された知能、年齢相応の教育の程度に応じて期待されるものより十分に低い。

Ｂ基準Ａの障害が読字能力を必要とする学業成績や日常の活動を著明に妨害している。

Ｃ感覚器（外界からの刺激を感受して神経系に伝える器官であり、視覚器官、聴覚器官、嗅覚器官などを指します）の欠陥が存在する場合、読みの困難は通常それに伴うものより過剰である。

◆算数障害

Ａ個別施行による標準化検査で測定された算数の能力が、その人の生活年齢、測定された知能、年齢相応の教育の程度に応じて期待されるものよりも十分に低い。

Ｂ基準Ａの障害が算数能力を必要とする学業成績や日常の活動を著明に妨害している。

Ｃ感覚器の欠陥が存在する場合、算数能力の困難は通常それに伴うものより過剰である。

◆書字表出障害

A個別施行による標準化検査あるいは書字能力の機能的評価（文字を書く能力を客観的に評価すること）で測定された書字能力が、その人の生活年齢、測定された知能、年齢相応の教育の程度に応じて期待されるものより十分に低い。

B基準Aの障害が文章を書くことを必要とする学業成績や日常の活動（例　文法的に正しい文や構成された短い記事を書くこと）を著明に妨害している。

C感覚器の欠陥が存在する場合、書字能力の困難が通常それに伴うものより過剰である。

このDSM—Ⅳの学習障害の診断基準は、最も狭い範囲の基準ということができます。「読み、書き、計算」（昔から日本で言われている「読み書きそろばん」）の三つのうちどれか、あるいはいくつかが、その人の持っている知能に比べて著しく劣っている場合、前記の診断の一つあるいは二つ以上が付きます。多くの児童精神科医は、この意味でLDを使います。

これよりもう少し広い定義として、一九九九年に出された文部省（現文部科学省）による学習障害の定義があります。

【ＬＤの定義（一九九九年、文部省）】

「学習障害とは、基本的には全般的な知的発達に遅れはないが、聞く、話す、読む、書く、計算する、または推論する能力のうち特定のものの習得と使用に著しい困難を示すさまざまな状態を示すものである。学習障害は、その原因として、中枢神経系になんらかの機能障害があると推定されるが、視覚障害、聴覚障害、知的障害、情緒障害などの障害や、環境的な要因が直接の原因となるものではない」

この文部省の定義は、教育系の専門家たちで構成される全米合同委員会（ＮＪＣＬＤ＝National Joint Committee on Learning Disabilities／ＬＤに関係するアメリカの八つの団体で構成される）の定義に基づいています。

この定義は、ＤＳＭ―Ⅳによる狭義の基準に、「聞く、話す、推論する」能力の障害を加えたものということができます。すなわち、教育界で用いられるＬＤの定義は、多くの児童精神科医が使用するＤＳＭ―Ⅳの診断基準に比べて広いのです。

このようにＬＤの概念は統一されておらず、したがって私たちは、「ＬＤ」と言ったときにどちらを指すのか、予《あらかじ》め把握しておく必要があります。

先に述べたように、ＬＤの概念自体が教育界から発展したこともあって、主にLearning Disabilitiesを指すことのほうが多いようです。

また、文部省のＬＤの定義に加えて、さらに広い意味でＬＤが用いられることもあります。それは、文部省の定義に社会性の障害を持つ人も加えるという考え方に基づくものです。文部省の定義が作成される四年前の一九九五年の中間報告では、この考え方が提案されていました。

ただ、この定義だと、これまで説明してきた自閉症スペクトラムの「三つ組」の障害を持つ人が多く含まれてしまうので、私は、このような広い概念は用いるべきではないと思います。社会性の障害はＬＤではなく、あくまでも自閉症スペクトラムとして捉えるべきでしょう。ＬＤと自閉症スペクトラムの症状が両方存在する場合には、後者の療育を優先したほうが、より適応性が増すという現実もあるのです。

ディスレクシア（難読症、失読症）

ＬＤのルーツといわれるのが、英語圏に特有なものとされる難読症あるいは失読症（ディスレクシア）です。アメリカでは一九四六年に国際ディスレクシア協会が設立されています。アルファベットが主要な文字の欧米では、学習障害といえば読字障害が圧倒的（約八〇％）です。

ディスレクシアの子どもは、英語を話したり、聞き取ることに問題はありません。しかし、文章を読むことはできないのです。

彼らは、たとえば「鳥が歌うのが聞こえる」ことを相手に伝えるときには、正しく「アイ・ヒア・ア・バード・シンギング」と発音します。けれどもそれがI hear a bird singing.と表記されることがうまく理解できません。

日本語の母音は「アイウエオ」の五つしかありませんが、英語の母音は二重母音まで含めると三四種類も存在します。しかし、それを表すアルファベットは七つ「a,i,u,e,o,y,w」しかありません。ですから、たとえばhearのeaもyear, heart, meat, reality, earthでは、それぞれ発音が異なります。ディスレクシアの子どもたちはこのeaの読み方がわからなくなってしまうのです。この母音の組み合わせの多さが、アメリカに読字障害が多い理由とされています。それに比べて、日本語の母音は五つ、ひらがなとカタカナの読みは一通り、漢字も音読み、訓読みでせいぜい二つか三つしかないという違いがあるのです。

現在、ディスレクシアは欧米でもＬＤという言葉で表されますが、言葉自体は今も使われています。ちなみに、ディスレクシアの有名人にハリウッド・スターのトム・クルーズがいます。

アメリカでは一九七五年に制定された合衆国公法（PL94－142）で、ＬＤという診断名が正式に取り上げられました。この法律は、ＬＤを含むすべての障害のある子どもが「無料で適切な」教育を受けられることを保障しています。

二〇〇〇年には、アメリカの一二％の子どもがこの法律の適用を受けており、ＬＤはそのうち約半数の五・六％にのぼります。

日本では、文部省による「通級による指導に関する調査研究協力者会議」の報告を受け、一九九三年度からは特殊学級に籍を移さなくても、通常学級に在籍したまま教育援助が受けられる「通級による指導」が実施されることになりました。これは、通常の学級で各教科の授業を受けながら、それぞれの障害に応じて、週に何度が特殊学級で特別な指導を受けるというものです。

しかしながら、「学習障害」という診断名を親がなかなか受け入れられないこと、たとえ受け入れられたとしても、せっかく通常学級に在籍しているのに通級とはいえ特殊学級で授業を受けることに対する抵抗感から、導入はスムーズに行っていないのが現状です。

ＡＤＨＤとは

ＡＤＨＤとは、Attention Deficit/Hyperactivity Disorder の頭文字をとった略称で、日本語では「注意欠陥多動性障害」と呼ばれています。

一時期、学級崩壊という現象がよくマスコミに取り上げられました。これは、授業中にもかかわらず、生徒たちが勝手に席を離れたり、おしゃべりを続けたり、教室の外に出て行ったりして、教師の言うことを聞かず、授業が成り立たないというものです。この一因がＡＤＨＤの子どもにあるとされています。

子ども時代は誰でも多かれ少なかれ、落ち着きがないという要素を持っています。けれどもＡＤＨＤでない子どもは、注意されれば、なんとかその場にいることができますし、急にわけもなく走り出したりすることはありません。ＡＤＨＤの子どもは、私が診察するときであろうと、おかまいなしで、片時もじっとしていません。車にたとえるならば、いつもギアが入りっぱなしという感じです。これだけ動いて、しゃべり続けたら疲れないかなとこちらが心配になるぐらい、何かに憑《つ》かれたかのように、過剰に活動し続けるのです。

DSM―ⅣのADHDの基準を示します。

【注意欠陥多動性障害　Attention Deficit/Hyperactivity Disorder（DSM―Ⅳ）】

A　1か2のどちらか。

1　以下の不注意の症状のうち六つ（またはそれ以上）が少なくとも六カ月間持続したことがあり、その程度は不適応的で、発達の水準に相応しないもの。

〈不注意〉

a　学業、仕事、またはその他の活動において、しばしば綿密に注意することができない、または不注意な過ちをおかす。

b　課題または遊びの活動で注意を持続することがしばしば困難である。

c　直接話しかけられたときにしばしば聞いていないように見える。

d　しばしば指示に従えず、学業、用事、または職場での義務をやり遂げることができない（反抗的な行動、または指示を理解できないためではなく）。

e　課題や活動を順序立てることがしばしば困難である。

f（学業や宿題のような）精神的努力の持続を要する課題に従事することをしばしば避ける、嫌う、またはいやいや行う。

g課題や活動に必要なもの（例　おもちゃ、学校の宿題、鉛筆、本、または道具）をしばしばなくす。

hしばしば外からの刺激によって容易に注意を逸らされる。

iしばしば毎日の活動を忘れてしまう。


2以下の多動性、衝動性の症状のうち六つ（またはそれ以上）が少なくとも六カ月間持続したことがあり、その程度は不適応的で、発達水準に相応しない。


〈多動性〉

aしばしば手足をそわそわと動かし、またはいすの上でもじもじする。

bしばしば教室や、その他、座っていることを要求される状況で席を離れる。

cしばしば、不適切な状況で、余計に走り回ったり高い所へ上ったりする（青年または成人では落ち着かない感じの自覚のみに限られるかもしれない）。

dしばしば静かに遊んだり余暇活動につくことができない。

eしばしば〝じっとしていない〟、またはまるで〝エンジンで動かされるように〟行動する。

fしばしばしゃべりすぎる。


〈衝動性〉

gしばしば質問が終わる前に出し抜けに答え始めてしまう。

hしばしば順番を待つことが困難である。

iしばしば他人を妨害し、邪魔する（例　会話やゲームに干渉する）。


B多動性、衝動性または不注意の症状のいくつかが七歳以前に存在し、障害を引き起こしている。

Cこれらの症状による障害が二つ以上の状況（例　学校〈または職場〉と家庭）において存在する。

Ｄ社会的、学業的、または職業的機能において、臨床的に著しい障害が存在するという明確な証拠が存在しなければならない。

Ｅその症状は広汎性発達障害、統合失調症、または他の精神病性障害の経過中にのみ起こるものではなく、他の精神疾患（例　気分障害、不安障害、解離性障害、または人格障害）ではうまく説明されない。

ＡＤＤとＭＢＤ

余談ですが、ＡＤＤ（注意欠陥障害）という言葉も独り歩きしています。これは、注意は持続できないけど、多動 Hyperactivity ではない大人を指すようです。『片づけられない女たち』という本でも知られるようになりました。

しかし、あくまでも私見ですが、ＡＤＤには診断特異性は認められないと思います。ＡＤＤという診断は眉唾《まゆつば》ものであるというのが私の意見です。

たしかにＤＳＭ―Ⅳ のＡＤＨＤの〈不注意〉の症状を六つ以上満たし、それが六カ月以上持続する大人は、少なからず存在すると思います。けれどもその中で〈多動性〉〈衝動性〉の症状を六つ以上満たし、六カ月以上持続する大人は、ほとんど存在していません。そもそも存在していればそれはＡＤＨＤの大人であり、ＡＤＤではありません。

つまり、〈不注意〉〈多動性〉〈衝動性〉という三つの領域にわたっているＡＤＨＤこそが、一つの疾患であると私は考えています。〈不注意〉だけを突出させて取り上げることにそれほど意味がない、疾患とはいえないのではないかと思うのです。

ＡＤＨＤのルーツといわれるものに、「ＭＢＤ」があります。これは Minimal Brain Dysfunction の頭文字で、日本語では「微細脳機能障害」と呼ばれています。

ＭＢＤは一九六〇年頃に登場し、行動・認知・運動の異常、言語・学習の障害などの症状を指し、しだいに多動型、学習困難型、多動学習困難型に区別されるようになりました。その後、ＭＢＤの多動型がＡＤＨＤに、ＭＢＤの学習困難型がＬＤと呼ばれるようになったのです。この意味で、ＬＤにはＭＢＤとディスクレシアの二つのルーツがあるということになります。

このＭＢＤという概念は、現在では否定され、医学の世界で使用されることはありません。

ＬＤ、ＡＤＨＤの患者数——六・三％

ＤＳＭ－Ⅳによれば、アメリカの公立学校の生徒の五％がＬＤとされています。これは、前述した約六％（アメリカで教育的支援を受けている子どもの割合）という数値にほぼ一致しています。つまり一クラス二〇人前後とすれば、必ず一人か二人はＬＤの生徒がいることになります。

ＡＤＨＤは、ＤＳＭ－Ⅳによれば三～五％とされています。この数値から見れば、ＡＤＨＤの出現頻度はＬＤとほぼ同じか、若干少ないということができます。

また、ＬＤの人がＡＤＨＤを合併する率は、概《おおむ》ね三〇％程度だといわれています。一方、ＡＤＨＤの人がＬＤを合併する率は五〇％もあり、ＡＤＨＤの子どもが持つ多動性、衝動性、注意集中の困難さが、学習に大きな影響を与えていることが推測できます。

二〇〇二年度に文部科学省が行ったＬＤ・ＡＤＨＤ等の全国実態調査では、ＬＤなどで認められる学習面の顕著な困難さを示す子どもが四・五％、ＡＤＨＤや高機能自閉症などで認められる行動面の顕著な困難さを示す子どもが二・九％、どちらか、あるいは両方の困難さを示す子どもが六・三％でした。

この六・三%という数字は、非常に多いのではないかと思います。約一六人に一人ということは、教育的配慮が必要な子どもがクラスに必ず二人は存在するという計算になるからです。

ちなみにこの調査結果における男女比は二・四対一でした。自閉症スペクトラムにしても、その近縁にあるLD、ADHDにしても、やはり男児に出現しやすいのです。

LDと知的障害の違い

一般的に使用される「知的障害」という言葉は、精神医学では「精神遅滞」と呼ばれています。

まず、DSM－Ⅳによる診断基準を示します。

【精神遅滞】

A明らかに平均以下の知的機能。

個別施行による知能検査で、およそ七〇またはそれ以下のIQ(幼児においては、明らかに平均以下の知的機能であるという臨床的判断による)。

B同時に、現在の適応機能（すなわち、その文化圏でその年齢に対して期待される基準に適合する有能さ）の欠陥または不全が、以下のうち二つ以上の領域で存在。
コミュニケーション、自己管理、家庭生活、社会的／対人的技能、地域社会資源の利用、自律性、発揮される学習能力、仕事、余暇、健康、安全

C発症は一八歳以前である。

以上のように精神遅滞（知的障害）は定義されます。単純に言えば、ＩＱが七〇以下で全般的に精神発達が遅れていれば「知的障害」、ＩＱが七〇を超えていて、特定の学習に困難を来していれば「学習障害」と呼ばれるのです。

しかし、それほどクリアに線引きはできません。精神遅滞という診断基準は満たしていても学習能力にばらつきがある子どもはいますし、学習障害という基準は満たしていても複数の領域の学習が苦手な子どももいるのです。すなわち精神遅滞と学習障害は連続体として捉えたほうがよいと考えられます。

精神遅滞にしろ学習障害にしろ教育的な配慮は必要ですが、親はとかく、知的障害とか精神遅滞と言われることに非常に抵抗感を示し、学習障害と言われると安堵する傾向にあります。それは、たとえ通級であっても、子どもが特殊学級に入ることを嫌がるためです（一般的に精神遅滞児は特殊学級に所属します）。自分の子どもは精神遅滞ではなく学習障害だから、特殊学級には通級させなくてもいいと考えるのです。

これが、学習障害の子どもが特殊教育へ通級することが一般的にならない最大の理由です。けれども大切なことは親の面子《めんつ》ではなく、障害を持った子どもがいかに社会生活や学校生活に適応できるか、そして、そのためにどのような配慮がなされるべきか、ということです。

ＬＤ、ＡＤＨＤの原因はなにか

ＬＤ、ＡＤＨＤともに、はっきりとした原因はまだなにもわかっていません。現在、「なんらかの中枢神経系の機能障害」ということが想定されているだけで、具体的にはなにもありません。言い換えると、脳になんらかの異常事態が発生していることが示唆されているというだけです。脳の異常事態という意味では自閉症スペクトラムと同様ですが、内容は異なっているかもしれません。

異常事態が発生した原因については、遺伝的要因、胎児期と出産時における障害、環境ホルモンや食品添加物などの環境的要因、脳の代謝異常やホルモン分泌異常などが複雑に絡んでいると推定されています。しかし、これ以上はなにも明らかではないですし、どれが有力な原因かもわかっていません。ただ脳の器質的な異常であることだけはしだいに明確になってきています。

ＬＤと自閉症スペクトラムの違い

ＬＤを Learning Disabilities として用いる場合、「読む、書く、計算する」という三つの能力のいずれかの欠如の他に「聞く、話す、推論する」という能力の欠如も加わること、また、これに「社会性の欠如」を加え、さらに広い意味でＬＤという言葉を使用することもあるということは、先にお話ししました。

この「社会性の欠如」が加わるときに、高機能群との違いが問題となってきます。

児童精神科医の吉田友子によれば、彼女が出会った「推論する能力」と「社会性」が不得手な子どもたちはすべて、「三つ組」の障害――社会性・コミュニケーション・想像力の障害――を持っていたといいます。そして、この三つの障害が揃えば、繰り返しになりますが、自閉症スペクトラムと診断することができます。

そうなると、広い意味でのＬＤはすべて自閉症スペクトラムであり、Learning Disabilities であっても、「推論する」能力が欠如すれば自閉症スペクトラムということになってしまいます。

ただし私は、社会性の欠如が存在する場合は、ＬＤではなく自閉症スペクトラムに含むべきだと考えます。なぜなら、社会性の障害は自閉症スペクトラムに準ずる療育が効果的だからです。

ＡＤＨＤと自閉症スペクトラムの違い

ＡＤＨＤの子どもは、常に注意が次から次へと移り、集中力という言葉とは無縁です。それに対して自閉症スペクトラムの子どもは、自分の興味があることにはいつまでも没頭できます。これは大きな違いだと私は思います。

ＡＤＨＤの子どもでも、自分が好きなこと——たとえばアニメを見たり、サッカーをしたりする——に対しては、いつもより集中が持続します。けれども自閉症スペクトラムの子どもの興味があることへの集中力とは、量的・質的に異なります。さらに、ＡＤＨＤの子どもは外的な刺激によって容易に集中がとぎれてしまうので、なにかを完成させることがとても苦手です。

やっかいなのは、自閉症スペクトラムの「社会性の障害」のなかの「積極・奇異型」（87ページ参照）の子どもたちです。

彼らはとにかく矢継ぎ早に質問したり、自分の興味がある事柄について、次から次へと私たちに話します。このように会話が一方的で、相手の気持ちを考えていない場合、それがＡＤＨＤの多動・衝動性によるものなのか、自閉症スペクトラムの社会性の障害なのか判断に困るのです。

ただ、私の印象では、ＡＤＨＤのほうが自閉症スペクトラムに比べて症状が激しい分だけ、診断されやすいように感じます。ですからＡＤＨＤの診断が付いているときには、自閉症スペクトラムの要素がないかどうかを慎重に検討すべきではないでしょうか。

ちなみにＤＳＭ—Ⅳでは、自閉性障害とＡＤＨＤは診断名を併記することができない決まりになっています（これは発達障害にＡＤＨＤを含めないという立場をＤＳＭ—Ⅳでは採っているためだと思います）。ただ両方が合併しているとしか考えられないようなケースが存在することも事実です。

ＬＤの心の世界

学習障害は、ある教科が不得意だというようなレベルではもちろんありません。たとえば算数が得意でない子どもは世の中にたくさんいるでしょうが、学習障害の子どものできないというレベルは、それをはるかに超えています。知能は正常なのに、読み、書き、計算の能力が他のことに比べて著しく欠落している場合に、はじめて学習障害と呼ばれるのです。

しかし、たとえ学習障害で読む能力に著しい欠如があったとしても、長い時間をかければ、読み間違いをしながらも、なんとか内容を理解できるようになりますし、人に読んでもらえば理解できます。一方、高機能自閉症やアスペルガー症候群の場合は、文章が読めない障害という点では同じでも、内容を理解するのが困難なのです。

書く能力の欠如は、文章を話すこと、読むことには問題がないので、日常生活での苦労はあまりありません。

計算能力の欠如は、大人になっても二桁の計算がなかなかできないので、買い物や遊びに出かけたときに支障が出ることもありますが、計算機を持ち歩けば解決することなので、それほど困りません。

ＬＤの人は、どうして特定の能力だけが欠如しているのか、自分自身ではまったく見当もつきません。なぜなのかわからず、戸惑っているというのが実状でしょう。

学習障害のような特定の学力の欠如は、学校生活、社会生活を送っていく上ではハンディキャップとなりますが、それ以外の能力は普通なので、苦手な部分にあまりとらわれないようにするのも一つの方法だと思います。学校時代のように、生活に占める学習の割合が大きいときは苦痛に思うかもしれませんが、社会に出て、学習以外の、たとえば他人と上手に関わる能力が重要になるときには、自分のハンディをあまり意識しなくなるかもしれません。

一例をあげましょう。私のクリニックに通院しているある不眠症の患者は、こういう話をしてくれました。

「小学校の頃に計算ができなくて非常に困ったので、親に連れられて小児科へ行ったら、学習障害と言われたことがあります。自分としては、病気のせいでできないということがわかって少し楽になりました。でもなかなか算数ができるようにはならなかったし、今でも計算は単純なものでも苦手です。それでも電卓は使えるし、今は自分で花屋をやっているんだからわからないものですね」

彼は、克服したというよりも、電卓を使うことで苦手な部分を補うことに成功したのです。

ＡＤＨＤの心の世界

ＡＤＨＤの子どもは、まるでブレーキの壊れた車がトップギアのまま走り回るようなもので、周りで見ていてほんとうに落ち着きがないと感じられます。些細《ささい》な刺激で集中が切れ、興奮し、話し続けます。じっと座って授業を受けることはとても無理で、当然のことながら成績は芳しくありません。

落ち着きのない子どもはたくさんいますが、ＡＤＨＤの子どもの落ち着きのなさは、その比ではありません。一般的な落ち着きのない子は、先生に叱られたり、注意を受けたりするとシュンとなりますが、ＡＤＨＤの子はそれも一瞬です。すぐに席から立ち上がり、興味が移り、自分のことを話し始めるのです。

彼らは、自分がそのような状態にあることを理解していません。ですから、どうして自分がこんなに先生や親から怒られるのかが理解できないのです。そのため、ＡＤＨＤの子どもはよく「自分はダメな人間だ」「落ちこぼれだ」などと自分自身を責める傾向にあります。そして、しだいに卑屈になっていくこともあるのです。

しかし、高機能群の人が友達を作って一緒に遊ぶようなことができないのとは対照的に、

ＡＤＨＤの子どもには人懐こいところがあります。さらにしばしばよく気が付いたり、こまやかな気配りさえ見せることもあります。彼らは衝動的に友達を叩いたり、物を壊したりすることはあっても、憎めないところもあり、少ないながらも友達を作ることができます。

ＡＤＨＤの子どもは大きくなるにつれて、どういうわけかトップギアがしだいにサード、セカンドとそのパワーを減じていきます。はっきりした理由はわかりませんが、落ち着きのない子が大人になるにつれてしだいに落ち着くように、生物学的な要因に基づいているのかもしれません。

ＡＤＨＤの子どもに対して、「落ち着くように」といくら諭《さと》しても意味はありません。それより私たちは、彼らのよい面に目を向けるべきだと思います。

ＬＤの治療――個別指導

ＬＤの「読字、書字、計算」の苦手な部分を克服するには、個別指導に尽きるのではないかと私は考えています。どの部分がどの程度苦手かによって、個別プログラムが組まれるべきです。プログラムの中身としては、小さいステップを踏ませて習熟度を上げたり、教材を工夫したりすることが望まれます。私としては同じレベルの子どもを数人集めて、お互いに刺激を与え合い、レベルアップを図るのがよいのではないかと思っています。通級による指導でも、段階に応じたきめ細かい指導が望まれます。

苦手分野を克服する喜びを与えてあげることに加えて、彼らの得意分野とか長所を伸ばしてあげること、そのためには、親や教師が苦手な点と得意な点に気付いて教えてあげることも大切です。

また、これはＡＤＨＤの子どもにも言えることですが、二次障害を防ぐことも大切です。二次障害とは、ＬＤやＡＤＨＤの子どもたちが、その障害によってしだいに周囲との折り合いが悪くなり、孤立し、独りよがりの行動が増える結果、いじめや不登校、非行、暴力、ひきこもり、無気力などの状況に陥ることです。

二次障害が生じると、修復に時間を要します。ですから、そうならないように親や学校などの教育機関、医療機関などが連携し、彼らを孤立化させないことが重要だと私は考えます。

ＡＤＨＤの治療――環境調整と薬物療法

ＡＤＨＤの治療の基本は、環境調整と薬物療法ですが、第一選択は現在、薬物療法です。

一般的に用いられる薬はメチルフェニデート（商品名「リタリン」）で、私自身もすべての

ＡＤＨＤの人に使用しています。メチルフェニデート以外の同系統の薬もありますが、ほとんど使われておらず、私もメチルフェニデートしか使用したことはありません。メチルフェニデートは中枢神経刺激薬に分類され、中枢神経興奮作用、自発運動増加作用、睡眠短縮作用があります。

メチルフェニデートは、一般的には「ナルコレプシー」という病気に用いられます。これは、睡眠発作が日中、突然出現して、自分の意思とは関係なく、突如眠ってしまう、いわゆる「居眠り病」といわれる睡眠の病気です。メチルフェニデートによって中枢神経を興奮させて睡眠発作を防ごうと、いう考え方に基づいて用いられます。

よくよく考えると、これは少しおかしくないでしょうか。いつも動き回っている、興奮しやすいＡＤＨＤの子どもに中枢神経を興奮させる薬を与えたら、もっと興奮するのではないでしょうか。しかしながら、実際にメチルフェニデートには多動衝動性を抑制する効果があります。ＡＤＨＤの約八割の人に、メチルフェニデートの効果が認められるのです。

効く理由として考えられているのは、ＡＤＨＤの子どもには前頭葉の機能低下があるのではないか、という仮説です。頭頂葉、側頭葉、後頭葉の興奮とは対照的に、前頭葉に機能低下があり、そのため前頭葉が刺激されて興奮すると、脳全体のバランスが整って、多動衝動が改善されるのではないか、というものです。実際、それまでボーッとしていたADHDの子どもが、メチルフェニデートを服用したら、霧が晴れたような感じになったことがあります。これは仮説の傍証になっているかもしれません。

ADHDでメチルフェニデートを服用する場合、健康保険がききません。そのため、ADHDの子どもにリタリンを投与するときは、自己負担で診療を行うか、無理矢理ナルコレプシーという病名を付けなければならないのです。

しかし、メチルフェニデートが万能というわけではありません。まったく効かないADHD患者も少なからずいます。また、メチルフェニデートには不眠と食欲不振という副作用があります。成長期の子どもにとってこの二つの副作用は、非常によくないことです。ですから、処方する側は、慎重に副作用を考慮しながら、投与量を最小限に留めることが肝要になります。

ちなみにリタリンは、ナルコレプシーの他にうつ病でも保険が適用されます。中枢神経刺激による効果がうつ病では認められるため、保険が適用されているのです。しかし、一般的に、精神科医がうつ病の人に対してリタリンを投与することはまずありません。というのも、リタリンには重篤な依存性があり、投与後、リタリンの量が増えて、それなしでは生きていくことができなくなることがあるからです。リタリン中毒は、インターネット上では「リタ中」などと呼ばれ、ハイになる薬として、闇で売買されることもあるようです。

おかしなことですが、保険行政では、ＡＤＨＤのようにそれが必要な人には保険が適用されず、中毒になる可能性がある人に保険適用が認められているのです。ただ、今後ＡＤＨＤについて、リタリンが保険適用になる可能性は高いとは思います。

以上のように、ＡＤＨＤ治療の第一選択は、メチルフェニデートによる薬物療法であり、もう一つは、これから述べる環境調整です。

環境調整では、ＬＤの場合と同様、欠点を矯正するのではなく、長所を見つけて、それを伸ばしてあげるという視点が大切になります。そして、ＬＤと同じく、二次障害を防ぐことも重要です。

ＡＤＨＤの子どもはいつも叱られてばかりいるので、自尊心が傷ついています。ですから周囲の大人たちは、彼らの人格を否定するようなことは厳に慎まなければなりません。なるべく彼らの気が散らないように環境を整え、叱るときも彼らの人格を否定するのではなく、行動を叱るようにしなければなりません。

たとえば、ＡＤＨＤの子どもが授業中に教室を出ていってしまったときには、「お前はほんとうにダメな子だ」と言うのではなく、「授業中は座ってください」と簡潔に注意を与えることが必要です。親、学校などの教育機関、医療機関などの連携が肝要なのは、言うまでもありません。その上で、それぞれの個性に合った個別プログラムが作成されるのが、望ましい形です。

第六章　軽度発達障害の実際のケース

本章では、これまで述べてきた高機能自閉症、アスペルガー症候群の実際のケースを紹介したいと思います。それぞれ、筆者による経過説明、本人自身による体験談、母親から見た子どもたち、の三つの側面から紹介することで、彼らの等身大の姿が浮かび上がるようにしました。

さらに本章では、軽度発達障害との鑑別、あるいは合併がしばしば問題になる、LD、ADHDの実際のケースも紹介します。

作業所でパンを焼く高機能自閉症のA君（一九歳、男性）

経過

A君が私のクリニックに最初に来たのは、高校一年生（一六歳）のときのこと。家族構成は教師の父親、パート従業員の母親との三人家族です。

私とA君との付き合いは三年で、私のクリニックの近所に引っ越してきたのをきっかけに受診し、現在まで臨床心理士がA君の面接を行っています。A君は受け身型の高機能自閉症です。現在は高校を卒業して、知的障害や発達障害の人が働いている地域の作業所でパンを焼く仕事をしています。

私がA君と最初に会ったとき、彼は診察室で落ち着きなく、壁に掛かった絵や机の上の文具をきょろきょろ見回していました。けれど三年経った今では、私に作業所での出来事をたくさん話してくれます。とくに、美味《おい》しいパンを焼くためにはどうしたらいいかということを熱心に説明してくれるのですが、待合室の混み具合を見計らって、自分の話す時間を決めているようです。本人がそう言ったわけではないのですが、混み合っているときには話を短時間で切り上げるので、間違いないと思います。会った当初のA君は、一通り自分の話を終えるまで、周りのことなどまったく気にしなかったのですから、これは驚きです。

A君は自分の好きなことには努力を惜しみません。パンに関しては非常に詳しい知識を持っているように思います。将来、専門学校へ通ったり、留学したりして、自分の店を持ち、パンのオーソリティーになる可能性があると私は思っています。A君を見ていると、あらためて人間の可能性は無限だなと思わずにはいられません。

これまでのA君と両親の苦労は、並大抵ではなかったでしょう。でもそれが報われつつあるのは、非常にうれしいことです。

A君自身の体験談

◆ウィンナーソーセージとくまのプーさんのトレーナーが好きだった

僕は今、パンを毎日焼いています。家から自転車ですぐのところにある作業所で、焼き立てのパンをたくさん売っている店です。養護学校の高等部を卒業して、作業所に入ったから、自閉症のコースとしては普通かなと思う。先生（主治医）から小さい頃のことを聞かせてくれと言われたけど、あんまり思い出したくはないね。自分としては生きていくことに精一杯だったしね。

いつも周りの人に「自分中心の考え方しかしない」とか「どういう育てられ方をするとそんなふうになるんだ」とか悪口を言われてきたような気がする。別に自分では普通に過ごしているだけなのに、どうしてそんなふうに言われるのか全然わからなかった。でも、それが自閉症という病気のせいだと中学二年生のときに先生に説明されて、そのときはよくわからなかったけど、その後で自閉症の本を読んで少しだけ理解できた。相手がどう考えているかなんて思いもしなかったから、相手が僕のすることで嫌な思いをすることがあるなんて、ちょっとびっくりした。

ただ、自分では同じようなことはできないなと、他の人を見て思うことはあった。それを「かけひき」という名前だと知ったのは最近のことだけどね。小学校のときなんかに他の子どもがゲームソフトをねだるときに、泣いたり、甘えたり、すねたりするのが全然わからなかった。なぜかというと、そんな最初から決まっていることにごちゃごちゃ言うなんて考えられなかったからかな。親が決めたことは世の中の定義だと思ってたからね。

子どもの頃に好きだったものはウィンナーソーセージとくまのプーさんのトレーナー。どうしてか自分でもよくわからないけれど、いつも同じソーセージを食べていた。親はなんとかソーセージ以外のものを食べさせようとして必死で、今思うと高級そうなレストランとかきれいな洋食屋さんなどに僕を連れて行ってくれたな。でも僕はソーセージ以外のものは食べたくなかった。それでも小学校の五年生の頃から――世の中ではそれを偏食と呼ぶらしいけど――偏食が少しずつ直ってきた。今でも野菜とかは嫌いだけど、まあレストランでは普通に注文ができるようになったね。

それと、小学校低学年の写真はいつもくまのプーさんのトレーナーを着ていたね。これははっきりとした僕なりの理由があって、他の服を着たりすると、チクチクと肌を刺すような気がして、着ていることができなかったんだよね。親は違う種類のプーさんの服を着させようとしてたけど、これはダメだったね。いつも同じ服だった。でも小学校高学年になったら、どうしてか他の服も着られるようになったけどね。今でもなんだか肌にしっくりこない服はたくさんある。とくに寝るときにしっくりこないパジャマだったりするといけないね。一度肌を刺すような気がすると、もう着られない。先生はこれが僕の「知覚過敏」だって言っている。

それと、さすがに最近はなくなったけど、テレビの音が大きかったりするのが嫌いだったね。突然音が大きくなったりすると、頭の中がパニックになって、わめき散らしたりした。パニックになると、自分ではほんとうに全然わけがわかんなくなるんだけど、周りの人にとっては迷惑だったみたいだし、うるさかったらしい。自分ではわからなかったけどね。でも、自分は大きい声でわめいているくせに、他の子どもの大きい声は耳障りだね。今でも子どもが大きな声ではしゃいだりすると、パニックになりそうになってしまうんだよね。子どもだから仕方がないなんて思えないね。

幼稚園のことは全然覚えてないけれど、毎週療育センターというところに連れられていった。いろんな検査を受けたけど、あんまり楽しくなかった。楽しかったのはレゴだね。お城を作るセットがあって、それをいつも作っていた。家でも同じものを買ってもらって、同じお城を毎日作っていた。同じものばかり作るから、親が違うセットを買ってくるのだけれど、飽きもせず同じ城を作っていたね。

◆成績も悪くはなかったと自分でも思う

今ではけっこういろんな言葉もこうやって話せるようになったけど、言葉も遅れていたらしい。もちろんそんなこと自分ではわからなかったけれどね。今でもたとえ話は苦手だね。暑い日に「滝のような汗が出る」とか言われると、どうしても滝のイメージが頭に浮かんでくるね。だから難しいことは理解できない。

普通の小学校へ入って、授業で体育があるんだけど、これが最悪だった。なにせ五〇メートル走なんか右手と右足が同時に出てしまうんだから困ってしまった。走るのさえそんなだから、球技なんかまったくダメだったね。それにドッジボールなんかもチームプレーの意味が理解できなくて、勝手なやつ、生意気なやつと言われていたね。

小学校高学年になると、そのときはいじめられているなんて思わなかったけど、よく仲間外れにされていたね。暴力は受けなかったけどね。自分では担任の先生が「たくさん友達ができることはいいことだ」と言っていたから、いろんなクラスメートにしつこく「友達になろう」と言っていたのがいけなかったかもしれないとも思う。でもそのときは僕なりに必死だった。

知能検査も何度か受けたけれど、知能指数は一〇〇を超えていたらしい。成績も悪くはなかったと自分でも思う。言葉も小学校の高学年になると、教科書を読むのには苦労しなくなった。それでも長い文章の意味とか理解するのは難しかった。計算とか漢字とか、世界の首都とか歴史の年号とか覚えるのは得意だった。

自覚はなかったけれども、小学校六年生でいじめられて、二学期の途中から学校が楽しくなくて行けなくなった。朝になると、気持ちが悪くなったり頭が痛くなったりしたんだ。今思うと、嫌な思いがあったんだね。それで親も、このまま僕が普通の中学へ行って、不登校になるよりも、養護学校のほうがいいと思ったんだろうね。

それで中学は養護学校だったけれど、それなりに楽しかった。学校の先生も優しかったし、友達もできた。

人の気持ちがわからないというのはいつもある。それがどういうことかと言われても、自分でもよくわからないんだ。別に自分のことだけを考えているわけではないんだ。よく昔「人の気持ちを考えて行動しろ」とか言われたけれど、僕たちのように人の気持ちが理解できないというか、そういう存在がはじめから思い浮かばない自閉症の人に、一般の人たちの行動規範を押し付けられても困るな。

それとパニックになるのは、ある意味仕方ないことかとも思っている。どうしてかっていうと、多分感じ方が普通の人とは違っていて、入力回路が壊れているんだよね。そのために、少しの変化でも悪いことが起こる予兆のように感じて、僕は落ち着かなくなる。昔は予感とかわからなかったから、ものすごく嫌な気持ちが全身を覆いつくすって感じだった。これではパニックになるよね。今では少しはセーブできるようにはなったけど。

高校も養護学校だったけれど、けっこう毎日楽しく生活してた。映画を見に行ったり、カラオケに行ったり、みんなで美味しいものを食べたりした。好きな人もできたしね。普通の高校生活と変わんないと思うよ。

高校を卒業して、進路をどうするか迷ったけど、自分の思考回路が普通の人と違っているとわかってきたし、勉強も、記憶するのはいいけれど、込み入った話は苦手で、どうしても意味を取り違えてしまうことが多いから、自分で作業所で働くことに決めた。働くようになって一年以上経つけど、自分では充実した生活を送っていると思うね。

先生からは高機能自閉症と言われて、自分の病気を僕なりに理解していると思う。あいかわらず他人の感情はよくわからないけれど、今は毎日楽しいよ。

母親が見たA君の様子

◆腹立たしい思い

私と夫でこれまで偏見と闘ってきたような気がします。今ではようやく穏やかな日々が過ごせるようになりました。

Aの異常が最初に発見されたのは三歳児健診のときでした。一歳半健診では、まだ言葉はなかったのですが、身体発達に問題がなかったので経過を見るということになりました。三歳児健診では保健師さんの呼びかけに反応がなくて、耳が聞こえていないと言われて、ショックでした。家では音に反応したり、アニメのビデオを繰り返し見たりしていたので、耳が聞こえないなんてことはあり得ないと主張したのですが、受け入れてもらえず、目を合わせないのも、言葉が出ないのも、耳が聞こえないせいだということで、耳鼻科受診を勧められたんです。納得できなかったのですが、耳鼻科を受診しました。もちろん異常はなくて、腹立たしい思いだけが残りました。

幼稚園に入ってからは、他の園児とまったく遊ばない、先生の言うことを全然聞かないと言われて、呼び出されました。そこで、どうも他の園児と様子が違うということで、療育センターを受診するよう先生に言われたんです。

私もどうもなにかおかしいとは思っていました。Aは家でも自分の好きなことしかしませんでした。たとえば、偏食だし、声をかけても返事はないし、目を合わせないし、なにより私たちがよいと思ってすることをことごとく嫌がるので、私も夫もほんとうにへこみました。

療育センターで自閉症と言われたときはショックでした。Aは少し人と違うだけで、そのうちなんとかなるだろうぐらいに思っていたんですよ。それが自閉症で一生治らないと言われてしまって、どうしてこんなことになったんだろう、なにがいけなかったんだろう、育て方を間違っていたのかしらと、夫と二人で悩みました。

Aは、私たちも含めて人と付き合うことはできないけれども、レゴなんかは私たちより精巧に作るので、そんなに問題ではないと考えるようにしていたのも事実なんですね。

それでも療育センターへ通うようになってから、Aの様子が少し変化してきたんです。他の自閉症の子どももそうらしいですけれど、口で言うより、カードで示すようにしたら、私たちの言っていることが全部ではないけれど、わかるようになったんです。これはうれしかったですね。それで療育センターの先生とも相談して普通の小学校へ通わせることにしました。知能指数も標準以上で、私たちは少し誇らしくもありました。

◆普通の学校は懲り懲り

小学校へ入学してからは悪戦苦闘の毎日でした。教師は自閉症をまったく理解していなくて、「親の育て方が悪い」「しつけがなっていない」と毎年言われました。というのも、なまじ高機能自閉症で知能が普通以上だったので、算数とか漢字なんかは他の生徒さんたちよりでき、よけいに誤解が大きくなった気がします。

仲間という概念がAにはそもそもないので、集団行動はできないし、「気が付くのは他人の欠点ばかり。自分のことは我を通そうとする」なんてずっと言われ続けました。PTAの会合なんかに出ると、「Aのせいで困っている」と他の父母にあからさまに文句を言われたことも一度や二度ではないです。

六年生になって、Aが登校を渋るようになったんです。きっかけは他の子どもに無視されたことのようです。そのときの教師の態度が、表面的には「心配している」と言うのですが、来ないほうがいいという感じが見え見えで。それで私たちとしてももう普通の学校は懲り懲りだということで、中学からは養護学校へ通学させました。

中学、高校と、養護学校へは毎日休まずに通いました。コミュニケーションもかなりとれるようになり、もともと電車が好きだったので、自分から電車に乗りたいと言って私たちを連れ出すようにもなりました。高校三年生のときには学校の友人と電車で日帰り旅行をするまでになりました。

今は毎日、作業所でパンを焼いています。私たちはそれでもう十分満足しているのですが、Aはパンの専門学校へ行って、将来は自分の店を持ちたいなんて言っています。

これまで苦労の連続でしたが、Aがここまでこられたのは A に関わってくれたすべての方のおかげだと思っています。Aを理解できる人は数少ないですが、その人たちには感謝してもしすぎることはないと考えています。

サッカーが大好きなアスペルガー症候群のB君（一六歳、男性）

経過

B君は高校一年生の男性です。私のクリニックに最初に来たのはB君が中学二年生（一四歳）のときでした。家族構成は薬剤師の父親、専業主婦の母親、三歳年下の妹との四人家族です。

主訴は確認強迫という強迫観念と強迫行為でした。たしかに表面に出ている症状は強迫症状だったのですが、B君のそれを語る様子がなんだかアナウンサーのようで、深刻味が伝わってこないのが印象的でした。

通常、強迫性障害の人は、自分の症状に非常に苦しんでいることが特徴なので、B君のように深刻さが伝わってこないことはあまりないのです。

それで私は、B君と母親からそれまでの生い立ちをかなり詳しく聞きました。そうしましたら、B君の対人関係において社会性の障害が認められるし、コミュニケーションはうまくいっていないし、こだわりはあるしで、これはアスペルガー症候群だと思いました。

ただ、すぐにそれをB君と両親に話すことはためらわれたので、「これまでのB君の様子を聞いていると、アスペルガー症候群かもしれないし、そうでないかもしれません。でも、これまで友人関係がうまくいっていないのはたしかですから、しばらくカウンセリングを受けてみてはどうでしょう」と伝えました。

B君とカウンセラーは相性がよかったようで、B君は毎回休まずにカウンセリングを受けて、カウンセラーと遊んだり、学校や自分のことについてたくさん話をしました。

カウンセリングが軌道に乗ったところで、私からB君と両親にアスペルガー症候群という診断を伝えました。B君や両親は、それでショックを受けるどころか、「これまでうまくやってこれなかった原因がやっとわかった」と言って、むしろうれしそうだったので、私も安堵したのを鮮明に覚えています。

B君はカウンセラーと相談しながら、「パターン認識」という方法を実生活で用いているようです。どんな方法であれ、B君が少しでも自分の障害を乗り越えて生きていくことができれば、私たち治療者にとっても大変喜ばしいことだと強く思います。

B君自身の体験談

◆自分は機械でできたロボット

僕の幼い頃の体験はどうかと問われても、あまりはっきりとした記憶はありません。というのも、いつもなにかヴェールで覆われたように世界が見えていたからです。

僕の印象的な記憶に、遊んでいた友達に「Bの言っていることは嘘ばっかりだ」と言われたというのがあります。今そのことを思い返すと、たしかにそう言われても仕方なかったかもしれません。なぜなら当時「自分は機械でできたロボットだ」なんて言っていたからです。子どもの頃は、なぜかわからないけれど、周りの子どもがすべて「ドラえもん」のようなロボットで、自分もそういう類《たぐい》のロボットだと思っていました。

小学校低学年では、親は僕に計算を教えました。僕が計算することに執着していたからです。計算のなかでも数字を割り算していくことに、とくにこだわっていました。母親は僕にいろんなことを教えてくれました。けれど数字以外にはあまり興味はわきませんでした。周りの男の子は昆虫採集したり、蛙をつかまえて遊んだり、ザリガニ釣りをしたりしていましたが、僕は生き物には全然興味がなくて、一人で数字を使って遊んだり、サッカーも好きだったのでサッカーチームについて研究していれば満足でした。

学校ではクラスの他の人の忘れ物とかが気になって、自分のことはそっちのけでクラスメートに注意していました。自分では気づかなかったけれども嫌われていたかもしれません。言葉も理解はできていたけれど、発音がなかなかできず、これで算数が得意でなかったら特殊学級に入れられていたと思います。サ行、ナ行の発音が舌足らずになっていたから、知能検査のようなこともされました。

サッカークラブにも入っていたのですが、今思えば非常に自分勝手なことばかりしていたような気がします。けれども、どうして他の子どもたちが、僕のプレーが自分勝手でチームプレーをまったくしないと言って責めるのかがわかりませんでした。だってサッカーは点を取るスポーツだし、とにかく自分で点を入れればいいと思っていたからです。そもそもチームプレーがどういうことなのか僕には理解不能でした。サッカーに限らず、「人の話を全然聞かないやつだ」と、親にも教師にもクラスメートにも言われました。

僕の場合、こだわりは強迫観念として現れていました。どうしてこんな難しい言葉を知っているかというと、小学校五年生のときに目のチックがひどくなって、近所の心療内科に連れていかれ、そこでカウンセリングを受けるようになって、母がそこの医者から、僕の症状が強迫観念だと説明されたのを聞いたからです。

目のチックの他には、寝るときに枕の位置が真ん中から少しでもずれていると気になって眠れないということがありました。それと、寝る前におしっこが少しでも残っているとなんだか嫌な感じがして、何度も何度もトイレに行かなければなりませんでした。小学生の不眠症だったのです。それに、このまま寝てしまうと目が覚めずに死んでしまうのではないかという恐怖感もありました。だから一時期は電気を点《つ》けたまま寝ていました。カウンセリングは三カ月ほど受けましたが、通うのが面倒になったのと、先生が怖かったので止めました。

算数だけはけっこうできたのですが、文章題とか図形は苦手でした。文章題はどうも文の意味を取り違えてしまうのです。比喩みたいなものも苦手で、母親が留守のときに知り合いが来て「つまらないものだけどお母さんに渡してね」と言われたときには、「つまらないものなら要《い》らない」と胸を張って答えたものです。図形は、どうも直接に答えがでないもの、たとえば自分で補助線を引いて解答するのが苦手でした。空間のような三次元になると、まるでお手上げでした。

でも一番困ったことは、どうしても友達とうまく付き合えないことでした。友達をたくさん持つことがとっても大切なことだと教えられて、それを信じていた僕は、それができないことで焦っていました。修学旅行のときの班決めで、自分がどこにも入れてもらえなかったときにはさすがに落ち込みました。どうも自分が考えていることと他人が考えていることが違う、ということがなんだかわかってきたのがこの頃でした。

◆初めてデートできてうれしかった

中学校に入って、サッカー部に所属して、毎日張り切って練習に明け暮れました。でも自分では上達していると思うのに、なかなか試合には出してもらえなくて不満が溜まっていました。どうも問題は連係プレーにあったようです。でも当時はもちろんそんなことはわからなくて、ドリブルやシュートが他の人よりもうまいのに出場機会がないのはおかしいと監督に訴え続けました。監督は「自分で考えろ」と言ったけれど、自分では正しいと思ったから、中学二年生の四月に新人戦に出してくれないことに腹を立てて、試合の途中で帰ってしまいました。それで監督に叱られ、先輩部員からも練習禁止を言い渡されてしまいました。自分としては当然の反発だったので、練習禁止は驚きました。

クラスでも他のクラスメートとうまく付き合えず、いつも孤立していたような気がします。どうしても自分が考えていることと他の人の考えが違うのです。成績は普通なのに友達ができないのです。

サッカーができなくなってしまったら、中学に入って軽くなっていたチックが再び激しくなり、自分の持ち物の確認を何度も何度も行う確認行為を強迫的にするようになってしまいました。それで親が心配したのと、自分でもこの状態に困っていたので、今の先生のメンタルクリニックを中学二年生で受診しました。

そこで先生は僕の話と親からの話を聞いて、アスペルガー症候群ではないかと言いました。

それから毎週、これまで二年ぐらい臨床心理士の先生にカウンセリングを受けています。心理の先生は優しくて、ときには一緒にサッカーもしてくれます。アスペルガー症候群についてもいろいろと教えてくれました。僕も自分で勉強したけどね。今は高校一年生になったけど、対人関係の面で自分なりに成長したと思います。

僕が心理の先生と相談して決めた世渡りの法則は、「パターン認識」という僕なりのやり方です。それはいろんな場面や対人関係で役に立っている。たとえば相手がこんな顔をしたら、こういう対応をするとか、自分がこう言ったら、相手がどう思うか、などについて、それこそいっぱいパターンを作って覚えるようにしました。もともと覚えるのは得意だったから、パターンを覚えるのもそんなに嫌じゃなかった。ただ微妙な表現とか、細かい表情とかがまだ今ひとつだけど。

でも、このパターン認識のおかげで友達と遊園地や映画に行けるようになったし、女の子ともこの前、初めてデートできてうれしかった。アスペルガー症候群って診断されてショックもあったけど、今ではよかったと思ってる。だって病気がはっきりしたんだから。その対処法もわかったから。でも対人場面での対応の仕方はアスペルガー症候群の一人ひとりで違っていると思う。僕の場合はパターン認識だったけれど。

だいぶ余裕ができてきたから、この頃は将来どうしようかなって考えている。できれば同じ障害の人を助けてあげられる仕事に就きたいなんて思っています。

母親が見たB君の様子

◆なんておかしなことを言う子なんだろう

正直言って、Bは育てにくい子どもでした。小学校のときはいつも喧嘩《けんか》ばかりしていて、相手の親に謝ってばかりでした。それでBを叱るんですけど、Bは必ず自分が正しいと言い張るんですね。なんて勝手な子どもだと親ながら思いました。

小学校の高学年になると、今度はチックや強迫症状に悩まされました。「なんておかしなことを言う子なんだろう。ありもしないことを大げさに言っている」としか思えませんでした。近所の心療内科へ通って、少しは落ち着きましたけれど、「Bは将来どうなってしまうんだろう」とそればかり当時は考えていました。

成績はまあ人並みなのに、親の言うことが全然理解できないことが、私たちにとっても不思議でした。親でさえこうなのだから、友達とうまくやっていけないのは当然かなと、半ばあきらめに近い気持ちで当時は毎日を過ごしていました。

三歳年下の妹がいるんですが、妹はよく気が付く子で、女の子だからこんなに違うのかなと、自分に言い聞かせていました。いつかは妹のように人付き合いができるようになるんじゃないかって思うようにして。

◆性格のせいでも、育て方のせいでもない

中学生になってもBの行動は変わりませんでした。おまけに大好きな、生きがいともいっていいようなサッカー部でトラブルを起こしてしまって、どうなるかと思いました。そしたら案の定、再び強迫症状が出現したので、今の先生のクリニックにかかりました。

そこで私たちとしては思いもよらなかったアスペルガー症候群という診断をされたんです。普通はアスペルガー症候群と診断されたら、悲しむ親が多いのかもしれませんが、私たちには救いでした。なによりも、Bのこれまでのおかしな、他人に迷惑をかけ続けた行動が、Bの性格のせいでも、私たちの育て方のせいでもないと先生が言ってくれたことはほんとうにありがたいことでした。

Bはクリニックに通いだしてから、明るくなりました。なんでも、私たちにはよくわから

ない「パターン認識」なるものを編み出したらしく、それで友達と遊んだりして、学校生活もしだいにうまくいくようになったみたいです。私たちにはその「パターン認識」なるものはまったく理解できませんが、Bが自分なりに生きていく道ができたことが心からうれしいのです。

割り算ができないLD（算数障害）のC君（九歳、男子）

クラスの中心的な存在も、不登校に

C君は現在、小学校三年生です。家族構成は公務員の父親、専業主婦の母親、二歳年上の姉との四人家族です。小学校入学前のC君は活発な子どもで、おっとりした姉とはまったく違っていたそうです。どちらかといえば粗暴でしたが、優しいところもある子どもだったと両親は言います。就学前の健診ではとくに異常は指摘されていませんでした。発達的にも問題なく、言葉の遅れなどもありませんでした。幼稚園でも、少し他の園児とのトラブルはあったものの、それ以外でC君のことで問題になったようなことはありませんでした。

小学校に入学し、一年生のときはC君も毎日楽しく学校へ通っていました。C君は運動が

得意なので、体育の授業や運動会などでクラスの中心的な存在でした。ただ勉強はあまり得意ではなく、なかでも算数が不得手で、単純な足し算や引き算ならまだいいのですが、位取りがでてくると途端にわからなくなりました。C君は自分なりに頑張って、母親に算数を教えてもらったり、学習塾に通って勉強を続けました。その結果、算数以外の成績は向上したのですが、位取りを理解することができませんでした。

小学校二年生になって九九が算数の授業に加わりました。C君は九九の暗記はできるのですが、掛け算はまだしも、割り算はまったく理解することができませんでした。C君なりに一生懸命努力はするのですが、どうしても理解できません。C君はしだいにやる気をなくし、なにをするのも面倒だと言って投げやりな状態になっていきました。あれほど得意だった運動もほとんどしなくなり、学校へ行くのも嫌がるようになりました。担任教師もC君のことをなにかと気にかけていましたが、登校しようとすると頭やお腹が痛くなるようになったのです。とうとう一一月半ばからは登校できなくなりました。

そのため両親が心配して、C君が小学校二年生の三学期に、私のクリニックを受診しました。初診時、両親はC君の前で「割り算ができなくても生きていけるのに」と言うのですが、C君はただ「自信がない」と答えていました。とりあえずカウンセリングをして、心をほぐしていこうという提案にC君はうなずき、週に一回のカウンセリングが始まりました。カウンセリングでカウンセラーとゲームをしたり、話をしていくなかで、C君は割り算ができないことがいかに辛かったかを話すようになりました。そしてC君はしだいに元気を取り戻していきました。

カウンセリングで、もう一度初歩から算数の勉強を始めました。すると、以前あんなに苦手だった足し算や引き算がするするとできることにC君は自分でびっくりし、同時に自信を得て、「掛け算と割り算にも挑戦してみる」とカウンセラーに言い始めました。これは、掛け算、割り算に悪戦苦闘しているうちに、それより簡単な足し算と引き算が自然に身に付いたと考えられます。

そして、夏休みに塾で算数の勉強をたくさんしたC君は、小学校三年生の二学期から再び登校するようになりました。それ以降C君は、頭やお腹が痛くなったりすることもなくなり、現在まで休まずに登校しています。

今でも計算は他の子どもより遅いのですが、全然できないということはなく、人一倍時間はかかるけれどもなんとか割り算もできるようになりました。カウンセリングは現在も継続していて、C君もここに来ると気が休まると話しています。

Ｃ君は、学習障害のなかの算数障害という診断がつく子どもでした。他の科目はとくに問題ないのですが、算数だけ極端にできなかったのです。発達にも友人関係にも問題はなく、ただ算数だけができずに自信を喪失し、体に症状が現れて不登校になりました。その後、カウンセリングで自信を取り戻し、再び登校できるようになったわけで、Ｃ君は不登校というよりも、学習障害あるいは算数障害の結果、不登校になったと私は思います。

Ｃ君については、行動上の障害や知能、言語になにも問題がなかったことが、早い回復の要因であると考えられます。Ｃ君は予後の良好なケースだと私は思います。

典型的なＡＤＨＤのＤ君（八歳、男子）

投薬のタイミングの重要性

Ｄ君は現在、小学校二年生です。家族構成は、会社員の父親、パート従業員の母親、五歳年長の姉との四人家族です。Ｄ君は一歳半・三歳児健診で落ち着きのなさを指摘されていました。しかし身体的な発達にはとくに問題はありませんでした。幼稚園では衝動的に他の園児を叩いたりすることがあり、しばしば両親が幼稚園に呼ばれていました。また落ち着きのなさは相変わらずで、いつも走り回っていて人の話を聞くことができませんでした。

小学校入学後も落ち着きのなさは変わらず、授業中に突然、教室の中を歩き回ったり、全体集会のときもおしゃべりを止めません。また、友達とのトラブルも頻繁で、バカにされたからと言って殴ったり、気に入らないときは教師に対しても暴言を吐いたりしていました。

しだいにD君は学校で孤立した存在となり、友達から相手にされず、いつも一人でいるようになりました。教師もまるで腫れ物に触るようにして、とにかくおとなしくしていてくれと言わんばかりでした。追いつめられたD君は、「もう学校へは行きたくない」と言って、一年生の一一月頃から登校しなくなりました。

家の中でも落ち着きのなさは変わらず、いつも何かに気をとられて、じっくりと一つのことに取り組むことは皆無でした。また、しだいに暴力的となり、物を壊したり、姉を気に入らないといって蹴ったりするようになりました。そのことを担任教師に相談したところ、クリニック受診を勧められたのです。

初診時、D君は診察室でもじっとしていることがまったくできず、置いてある備品を次々に触ったり、両親と私が話している途中に割り込んできたり、私の質問には答えるものの、話が別の方向に飛んでいったりと、注意を持続することはできませんでした。

典型的な注意欠陥多動性障害（ＡＤＨＤ）と考えた私は、メチルフェニデートの服薬を勧めましたが、両親はとりあえずカウンセリングで様子を見たいということで、週一回、カウンセリングを行うことにしました。

カウンセリングが始まりましたが、多動や注意欠如、すぐに怒る、物を壊すなどの衝動性が顕著に認められ、改善は見られませんでした。

その後、Ｄ君が小学校二年生になったのを機に、ようやくメチルフェニデートを服用することになりました。

結果的には、薬の効果は絶大で、Ｄ君は服用した翌日から、以前に比べればかなり落ち着いた状態に改善されました。すべてのＡＤＨＤの子どもにメチルフェニデートが有効というわけではありませんが、Ｄ君には奏効したのです。そして、五月の連休明けから再び登校することができるようになりました。多少は落ち着きのなさや衝動性、注意力散漫などがありますが、勉強もある程度は落ち着いてできるようになり、授業中も最後まで座っていることができるようになりました。

カウンセリングは現在も継続していて、ゲームをすることを楽しみに通院しています。

Ｄ君は典型的なＡＤＨＤの子どもだと思われます。薬が効いたケースであり、薬の効果で状態が劇的に改善されました。

私は、このタイミングでの投薬が効果的であったと考えています。その理由は、カウンセリングによってクリニックへの信頼感がＤ君の中で高まっていたこと、両親も納得の上で投薬が開始できたことなどです。

今後の課題は、いつまで投薬を続けるかということですが、当面は服薬を継続することが望ましいと私は考えています。

Ｄ君の不登校は、ＡＤＨＤによって周囲と折り合いがつかず、自分自身もどうにもならなくなった結果でした。したがって、不登校はＡＤＨＤによってもたらされた症状であり、ＡＤＨＤの治療が優先されるのは当然です（不登校は、病名ではなく状態像です。したがって不登校の原因となる病気が存在するなら、その治療が優先されるのは言うまでもありません）。Ｄ君も予後の良好なケースだと考えられます。

第七章　軽度発達障害を治す

◆「無理強い」は禁物

何度も繰り返しますが、高機能自閉症やアスペルガー症候群のような高機能群であっても、根底にあるのは自閉症スペクトラムであり、治療も自閉症スペクトラムの治療に準ずることはいうまでもありません。

高機能群であっても、必ず社会性の障害があり、人付き合いは苦手です。彼らは、そもそも他人に感情があること自体、思い付きません。苦手であるという表現も適切ではないでしょう。彼らには、たとえば「まず相手の気持ちを考えて」とか「自分の嫌なことは相手にもしない」などという指導は、まったく意味をなしません。それは彼らの心の病理から明らかです。

だからといって人付き合いをさせなくていいわけではありません。彼らが、長い人生を他人と接触することなく、他人の手助けなく生きていくことは不可能だからです。

彼らがスムーズに他人と接することができるようになれば、行動範囲が拡大し、よりよい生活を送れるようになるのは明らかです。ですから、彼らが他人との関係をスムーズに築けるように私たちが援助することは、非常に大切なことなのです。

ただし、彼らに「無理強い」は禁物です。音に対する聴覚過敏はこれまでお話ししたとおりですが、彼らは、私たちとは苦手な音の種類がしばしば違います。

たとえば、高機能自閉症で、学校のチャイムの音がとても苦手な人がいました。そのとき担任教師が彼に対してとった行動は、彼らの病理をまったく理解していないものでした。なんと教師は、彼をチャイムに慣れさせるために、繰り返しその音を聞かせ続けたのです。結果は火を見るより明らかで、彼はよりいっそうチャイムの音に過敏になり、チャイムが鳴るたびにパニックを起こして、大声を上げるようになってしまいました。

また、別の教師は、走ることがうまくできないアスペルガー症候群の人をリレーの選手に起用し、毎日のように走る練習とバトンパスの練習をさせました。その結果、彼は自信をなくし、不登校になってしまいました。

これらの教師に見られるのは、「慣れればどうにでもなる」という非論理的な精神論です。「克服する」という視点は、自閉症スペクトラムの人には無効などころか、彼らの病理を悪化させてしまいます。なにひとつ生産的な結果をもたらさないのです。

こういった教師の例に限らず、私たちもついつい自分ができることは他人もできるような気がしてしまうものです。たしかに現実生活ではそのようなことも数多くあるでしょう。しかし、こと自閉症スペクトラムの人に関しては、「克服できる」という前提のもとに行われる「無理強い」は、逆効果しか生まないことを肝に銘じる必要があります。

◆愛情を注げば、愛着が持てるようになる

彼らには、たいてい得意なものや好きなことがあります。たとえば、野球やサッカーについての知識、記憶力を試すゲーム、アニメキャラクターなどです。私たちが彼らとよい関係を築くためには、彼らが得意なもの、興味を持っていることを知り、それらを共有することが大切です。

そして、できるだけ穏やかに接する必要もあります。たとえ彼らに私たちの愛情が伝わらないように見えても、根気よく接し続けなくてはなりません。穏やかな環境の中で、たとえ一方通行であっても、愛情を注ぎ続ければ、しだいに私たちへの愛着のようなものが生まれてきます。

そのような形で自閉症スペクトラムの子どもを育てられれば、その子は親に愛着を持てる

ようになりますし、そうすれば他人に愛着を持つ可能性も高くなります。

また、自閉症スペクトラムの人は、突然触られることが苦手です。これは彼らの五感の過敏性によるもので、高機能群でも同じです。ですから、たとえ愛情表現でも、突然彼らに後ろから抱きついたりするようなことは差し控えなければなりません。適度な距離を保つ必要があるのです。

その一方で、彼らがまだ小さい子どもであれば、往々にしてぐるぐる回しのようなダイナミックな遊びを好みます。そうであれば、この荒っぽい遊びを通じて関係を築くことができます。この場合、ダイナミックな遊びから、しだいに穏やかな遊びへと変化させていけばよいのです。

自閉症スペクトラムの人が、親や兄弟、療育してくれる人との間に愛着を持った関係が築けても、同年代との関係を築くことは容易ではありません。同年代の人にとって彼らは異星人であり、まったく謎の人間に映ります。ですからしばしばいじめの対象になったり、仲間外れにされたりします。こういうとき、彼らは言葉でやり返すなどして自分の身を守ることは不可能です。その結果、パニックに陥って喚《わめ》いたり、自分の世界に耽溺《たんでき》してしまうようになります。

これを防ぐためには、周囲に理解ある大人の存在が絶対に必要です。彼らを守るために自閉症スペクトラムの障害について、同年代にきちんと教え、その対応について見守り、体で示さなければなりません。このことは高機能群でも同じで、彼らの将来の予後にも大きく影響を及ぼします。なぜなら、周囲の助けなしには生きづらい彼らが周囲を信用できなくなれば、孤立してしまうからです。

お互いの意思を伝えるには

◆TPOのパターンを増やす

自閉症スペクトラムの人は、もともと他人とコミュニケーションを図りたいという本能的欲求が欠落しているので、意思伝達の手段としての会話を、生活の中から学び取ることは生来的に困難です。けれども、お互いの意思疎通という意味では不十分であっても、自分の要求を伝えたり、相手から指示を受け取ったりすることは、大部分の人ができるようになります。

また、高機能群のなかには、豊富な語彙を操ることができるようになる人もいますが、話し方が機械のようであったり、不自然に丁寧だったり、TPOに合わせた使い方ができずに目上の人にくだけた口調で話しかけたり、家族に敬語を用いたりしてしまいます。彼らは機械的な記憶に基づいて話しているだけで、真の意味でのコミュニケーションが成立しているわけではありません。

では、どうすればよいのかといえば、できうるかぎりの社会経験を積ませて、彼らのTPOのパターンを増やしてあげるのです。機械的記憶が得意なだけに、その記憶の出し入れのパターンを豊富にしてあげれば、当然の帰結として、意思伝達の幅が広がります。

◆TEACCHプログラム

繰り返しになりますが、自閉症スペクトラムの人には五感の過敏性が認められます。これは多くの場合、彼らに不利益をもたらしますが、その一方、物事を捉えるときには彼らの視覚の優位性を利用することで、理解が容易になるようです。逆に言えば、視覚として捉えることが難しい概念は、理解しにくいのです。

高機能自閉症の人は、相手の気持ちが理解できないだけでなく、自分の気持ちもうまく表現することができません。そもそも「気持ち」というような抽象的な概念を理解することは困難です。気持ちという概念を理解するためには、たとえば、楽しい気持ちなら、自分の好きなアニメキャラクターを見ているとき、悲しい気持ちなら、好きな食べ物を取り上げられたとき、というように具体的な情景を思い浮かばせなければなりません。それでも理解が難しいなら、絵を示すことが必要です。

もともと彼らは、視覚的な記憶に長《た》けているので、図示したり、手順をカードに具体的に書いたりすることで理解が容易になり、学校や家庭、職場での生活がよりスムーズになります。これは「視覚的構造化」と呼ばれ、これを実践する方法としてＴＥＡＣＣＨ（Treatment and Education of Autistic and related Communication handicapped CHildren）プログラムが世界中で知られています。

このプログラムは、アメリカのノースカロライナ大学のショプラー教授らによって、一九六〇年代半ばから始められました。自閉症スペクトラムの人が苦手とする、想像力を働かせたり、視覚化できないものを理解したりするのにとても役立つ方法で、現在ではアメリカ、日本をはじめ、世界中で広く使用されています。

具体的な話は専門書に委ねますが、自閉症スペクトラムの人は、それが高機能群であっても、前述のような理由で現実生活に支障を来しています。それを、彼らの得意とする視覚を有効に用いること――視覚的構造化――によって、完全ではないにせよ、私たちは彼らと世界を共有することができるようになります。その手段として、TEACCHプログラムがあるのです。

執着行為への対応

◆強迫性障害の強迫観念、強迫行為とは異なる

高機能群でも、自閉症スペクトラムの人には必ず「こだわり」が見られます。こだわりは「執着行為」とも呼ばれますが、すべての場合において「変化への抵抗」を伴います。こだわりは、多くの場合、彼らの生活に無駄な時間を生じさせ、周囲を心配させる結果となります。

注意すべきは、自閉症スペクトラムの執着行為は強迫性障害の強迫観念、強迫行為とは根本的に異なるということです。強迫性障害を持つ人は、強迫観念や強迫行為が不合理かつ過剰であることを自ら理解し、苦しんでいるのですが、自閉症スペクトラムの執着行為は、生きるために必要不可欠なものになっている点がまったく異なるのです。つまり、執着行為は

自閉症スペクトラムの人の混沌《こんとん》とした世界に秩序をもたらすものであり、その秩序が破られるということは生きていけないに等しく、それゆえ彼らはその秩序をかたくなに守ろうとするのです。

したがって、私たちは自閉症スペクトラムの人の執着行為について内容をよく吟味することが大切です。それが彼らの日常生活にそれほど支障になっていなければ、無理に止めさせる必要はなく、しばらくの間は見守るという態度が要求されます。

ある高機能自閉症の人は、お気に入りのタオルの端をつかんでいないと眠れないというこだわりがありました。当時中学生だった彼に対し、両親は「いつまでそんなことをしているんだ」と責め立て、タオルを取り上げようとしました。その結果、彼はパニックに陥ってしまい、タオルだけでなく、シーツに皺《しわ》がないかを確認しないと安心して眠れなくなってしまったのです。

そこで私は、とりあえず生活上の支障はないのだからしばらく様子を見るように促しました。そうこうしているうちに、彼が高校生になりバスケットボールに夢中になると、シーツの皺もタオルも気にせずに眠れるようになりました。

このように、生活上であまり支障のないことなら、見守るのも一つの方法です。それでも、こだわりが完全に消えることはめったにないのですが、ここで紹介した彼の場合は幸運にも消失しました。

◆止めさせることに意味があるこだわり

生活に差し障りのあるこだわりで、しばしば見られるのは、キラキラ光る銀紙やきれいな色のセロファン紙などを手に持って離さないことです。これは自閉症スペクトラムの小さな子どもによく見られます。この場合、その紙きれが大きいと傍目《はため》にも不自然だし、なにより片手が不自由で活動の妨げになります。対策として、まず紙きれの大きさを少しずつ小さくしていく方法があります。

ただ、小さくなることには抵抗しなくても、完全になくすときには大声を上げたり、かんしゃくを起こしたりするかもしれません。このときは無視してかまいません。しばらく抵抗は続くかもしれませんが、片手が使えないデメリットを考えれば、こだわりを抑えるほうがメリットが大きいからです。

最もやっかいなこだわりに、周囲を巻き込むものがあります。たとえばアスペルガー症候群の子どもで、朝、彼が幼稚園に行くときに家族全員で見送らないとかんしゃくを起こすというケースがありました。しばらくはそうしていたのですが、毎日は物理的に不可能です。そこで、ある日から彼がどんなにかんしゃくを起こしても無視することに家族全員で決めました。そのため、彼は毎朝かんしゃくを起こし、毎日のように遅刻していましたが、三カ月も経つ頃には忘れて、元気に登園するようになったのです。

チャイムが嫌いな子どもにチャイムを聞かせ続けることは拷問《ごうもん》ですが、家族を巻き込むこだわりは、本人を含めた家族に不利益をもたらすので、止めさせることに意味があるのです。

以上のように、執着行為やこだわりは、その人の生活、あるいは周囲の人の迷惑度を勘案して、そのままにしておいたり、ある程度強引にでも止めさせたりするというような柔軟な対応が必要です。

一つのこだわりが消えて、代わりに別のこだわりが出現することもよくあります。けれど一回こだわりを消すことができたなら、二度目は以前より容易に消すことができます。また、複数のこだわりがある場合には、新しく出現したものから消すほうがいいでしょう。これは私たちにも言えることですが、長く根付いた習慣やこだわりほど、簡単には消せないからです。

繰り返しになりますが、自閉症スペクトラムの人は、混沌とした世界に秩序をもたらすために、執着やこだわりを必要としています。しかし、それが生活に悪影響を及ぼすようであれば止めさせなければなりません。もし止めさせても、以前より症状が悪化することはなく、むしろ好転することのほうが多いのです。それはおそらく、こだわりを止めるなかで、家族の支えというものを彼らなりに受け取り、安心感を得ることができるようになるからだと、私は考えています。

薬の有効性

薬の力で、自閉症スペクトラムを根本的に治すことはできません。薬は、あくまでも補助的な手段です。自閉症スペクトラムの症状であるかんしゃくや攻撃衝動が強い場合や、被害妄想が出現したときに、対症療法的に薬の投与を考えます。

ここではどんな場合にどのような薬を用いるかを説明しましょう。

◆抗精神病薬——リスペリドン、ハロペリドール

興奮したり、被害妄想が出現しているときには、主に統合失調症に使用される抗精神病薬を用います。統合失調症と自閉症スペクトラムは異なる疾患ですが、興奮や妄想には同じよ

うに有効性が認められます。

ただし、統合失調症の妄想が薬によって背景化し（妄想が完全に消失しているわけではないが、生活に支障がなくなること）安定するのと異なり、自閉症スペクトラムの妄想はいじめなどによる反応性（心的原因がはっきりしていること）の被害妄想であるケースが多く、投薬によってほとんど一過性に消失します。

使用する薬は、リスペリドン（商品名「リスパダール」）のような「非定型抗精神病薬」と呼ばれる新しい種類のものが最近は主ですが、昔からあるハロペリドール（商品名「セレネース」）もしばしば使用されます。

自閉症スペクトラムの人は、作用と副作用の出現の仕方が統合失調症の人と異なります。まったく無効であったり、逆に少量で劇的に効いたり、あるいは少量で激しい副作用に襲われたりして予想がつかないので、使用は必要最小限に留め、こまめに副作用のチェックをしなければなりません。

◆抗不安薬

抗不安薬は、不安が強い場合に用いられますが、一般的に自閉症スペクトラムの人にはあまり使用しません。というのも、彼らの不安は興奮や焦燥を伴うことが多く、その場合は抗精神病薬が選択されるからです。

◆抗うつ薬――スルピリド、フルボキサミン（ＳＳＲＩ）

抗うつ薬は、落ち込みが激しく、元気がまったく出ないときに使用します。自閉症スペクトラムの人の落ち込みは、周囲とうまく付き合えなかったり疎外されたりしたことによる、反応性の一過性のうつ状態であることが多いので、うつ病の人のように長期にわたって服用することはあまりありません。

抗うつ薬では、スルピリド（商品名「ドグマチール」）を短期的に使用することが多いのですが、女性の場合には生理が遅れたり、乳汁が分泌されるという副作用が出現することがあるので注意が必要です。

スルピリド以外では、新しい抗うつ薬であるＳＳＲＩ（選択的セロトニン再取り込み阻害剤）のフルボキサミン（商品名「ルボックス」「デプロメール」）を使用することもあります。

ＳＳＲＩは、強迫性障害にも有効性が認められています。強迫性障害の強迫行為・強迫観念と自閉症スペクトラムの執着行為・こだわりは本質的には異なるものの、こだわりが強くて身動きが取れなくなっている場合には、ＳＳＲＩの使用も考慮するべきです。

◆抗てんかん薬――バルプロ酸ナトリウム、カルバマゼピン

◆気分安定薬――バルプロ酸ナトリウム、カルバマゼピン、炭酸リチウム

自閉症スペクトラムの人は、高機能群であっても、てんかんを合併するケースが一般の人と比較して多いことが確認されています。てんかんのタイプとしてよく見られる激しい痙攣《けいれん》発作を伴う大発作だけでなく、意識や行動の異常が前面に出現するという、一見てんかんではないような精神運動発作というタイプもしばしば認められます。ですから、行動異常が見られる自閉症スペクトラムの人には、脳波検査が必須となります。

てんかんを合併する自閉症スペクトラムの人には、そのてんかんのタイプに応じた治療が並行して行われます。薬では、バルプロ酸ナトリウム（商品名「デパケン」）やカルバマゼピン（商品名「テグレトール」）などが用いられます。

このバルプロ酸ナトリウムやカルバマゼピンは、気分安定薬と呼ばれることもあり、情緒不安定のときや、気分の波が激しいときに使用されることもあります。自閉症スペクトラムであまりに情緒不安定な人には、気分安定薬としてこれらを使用します。

また、気分安定薬では、炭酸リチウム（商品名「リーマス」）という抗躁薬も使われることがあります。この炭酸リチウムは興奮状態や躁状態のときにも使用されます。

ただ、バルプロ酸ナトリウムやカルバマゼピンなどの抗てんかん薬と、抗躁薬である炭酸リチウムは、副作用が出現しやすいので、薬が有効に働いているかどうか、定期的に血中濃度を測定する必要があります。

◆多動・衝動性——メチルフェニデート

多動・衝動性が認められる自閉症スペクトラムの人には、メチルフェニデート（商品名「リタリン」）の使用を考慮に入れるべきです。ＡＤＨＤの診断基準を満たさなくてもメチルフェニデートを試す価値はあります。

以上のように、自閉症スペクトラムの人に対しても薬は使用しますし、その有効性も認められています。しかしながら、あくまでも薬は補助的な手段です。療育を円滑に進めるため、療育の効果を高めるため、そして本人の苦痛を緩和するために用いるべきです。

薬の使用は必要最小限に留め、副作用には細心の注意を払わねばなりません。とくに自閉症スペクトラムの人は副作用の出現の仕方が一般的でないことが多いので、より注意が必要です。

薬の効果によって療育が円滑に進んでいるとき、薬を中止したらこれまでの療育効果が失われてしまうのではないか、などと考える必要はありません。自閉症スペクトラムの人は、いったん習得したことを忘れてしまうことはないからです。

行動療法の有効性

行動療法とは、行動を客観的に評価し、望ましいと考えられる方向に導いていくことを指します。

自閉症スペクトラムの人は、高機能群であっても不適切な行動が見られます。それは、彼らの社会性の障害、コミュニケーションの障害、想像力の障害、こだわりから発生するもので、彼ら自身は自分の行動が不適切であると気付いていない点が最大の問題です。行動療法では、彼らの行動の不自然さやパターンを、周囲が不適切であると感じないように仕向けることが求められます。

方法としては、先述のＴＥＡＣＣＨプログラムがよく用いられます。

何度も繰り返しますが、視覚を構造化することが自閉症スペクトラムの人にはとても役立ち、行動の是正も容易になります。視覚から入力された情報に対しては、その意味が理解されやすく、行動が円滑に行われやすいのです。ですから、なにか一連の行動を指示する場合は、言葉ではなく絵に描いて示すと効果的です。

たとえば、食事、後片付け、手洗い、歯磨き、という一連の流れを、最初はカードに描いた絵で示し、しだいに慣れてきたら、カードに言葉を書いて示すというように段階を踏んでいくのです（194ページ参照）。

会話を円滑に行うには

私たちは、自閉症スペクトラムの人と接していると、高機能群であっても、しばしば違和感を覚えることがあります。それは、私たちがほとんど無意識で行っているような日常的な会話が成立しないためです。

まず一つは、簡単な挨拶の欠如です。彼らは、私が「おはよう」と言っても返事をしなかったり、ちょっとぶつかったときに「ごめんね」と謝っても、知らん振りをしてやり過ごしたりします。彼らにすれば、なぜ返事をしなければならないのか理解不能なのです。けれど

カードの例（筆者提供）

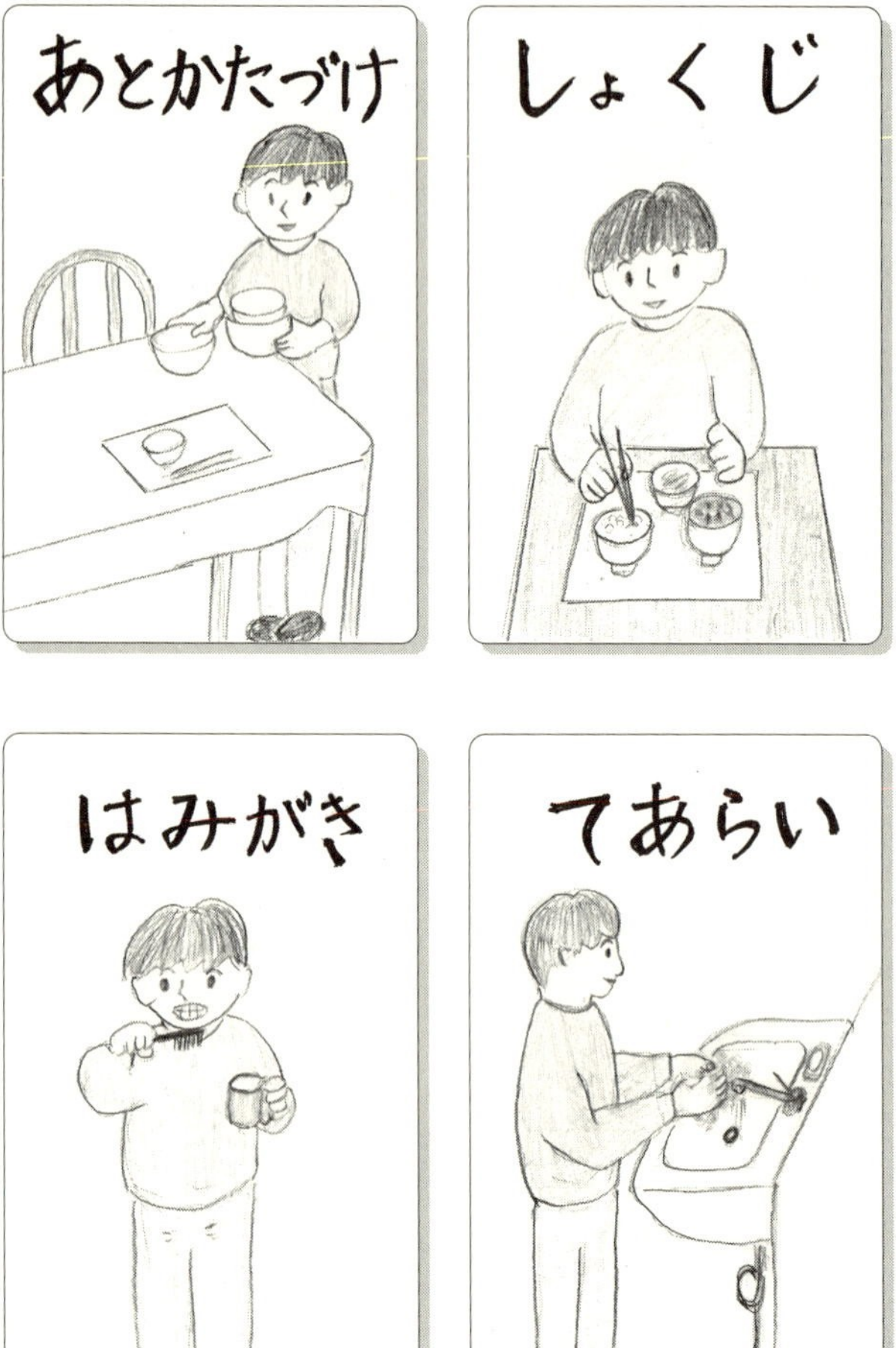

も、返事がなければ、相手の障害を知っている私でも「おや?」と思うし、知らなければなおさら不快な気持ちになるでしょう。怒り出す人もいるかもしれません。彼らには意図的に無視しようなどという気持ちは毛頭ないのですが、私たちが当たり前に行っていることがなされないと、どうしても違和感が生まれてしまうのです。

彼らに挨拶の意味を教えることはできません。したがって私たちは、こういう状況ではこういう挨拶をするのだということを、彼らに繰り返し練習させるしかないのです。それができたときには、なにか彼らが喜ぶことをしてあげるようにします。

もう一つは会話を維持する能力の欠如です。彼らは話ができないわけではありません。彼らの多くは、自分の興味ある内容なら話し続けます。ですから、相手と興味や関心が共有できていれば、なんとか言葉のキャッチボールができます。ただ、彼らは、相手がそれに興味がなくても話し続けることがよくあるのです。

また、相手がしゃべっていても、よく途中で話を遮《さえぎ》ったり、質問されても自分の興味があるほうにすぐに逸れてしまったり、ときには突然席を立ったりすることさえあります。これも挨拶と同様、相手に不快感を与えるのは必至です。

これを直すことは、挨拶以上に困難です。一朝一夕にはいかないかもしれませんが、根気強く、その都度、ＴＰＯに応じた会話に直していくしか方法はありません。うまくいったときは必ず、彼らが喜ぶことをしてあげるのを忘れないようにします。

時間と空間を理解するためには

自閉症スペクトラムの人は、時間と空間を理解することが苦手です。これは高機能群でも同じです。

彼らは、一般的に私たちが使っている時間感覚を理解することができません。とにかく待つことができないのです。

彼らに「ちょっと待ってて」という言葉は禁句です。「ちょっと」という言葉が意味するあいまいな時間は、彼らには耐えられず、すぐにできないとパニックを起こしてしまうからです。ですから、彼らには正確にあと何分と言わなければなりません。ただ、このときにも「あと五分ね」と言って、一〇分待たせたら大変なことになってしまいます。おそらくパニックに陥るか、そこまでに至らなくても大きな叫び声をあげることになるでしょう。

「あと五分」という言葉には、言外に「あと少し」という意味が含まれていることは、誰に教わらなくても、私たちは自然に理解できます。しかし彼らは比喩的な概念を理解することができず、言葉を文字通りにしか受け取れません。これを克服するのは非常に難しいことです。

同様に、高機能群であっても、スケジュールがあいまいなことを嫌がります。彼らはしばしば何度も時間を確認したり、細かいスケジュールを知りたがったりします。そして、時間内に複数のことをこなすのも苦手です。彼らに「三〇分以内に出かける用意をしておいてね」と指示しても、それを遂行することは困難です。こういうときは「これから五分で歯を磨いて、五分でトイレを済ませて、五分で着替えてね」と伝えるほうがよいのです。すなわち、より具体的な時間を伝え、その際にも一つの事柄を一つの時間として明示することが求められるのです。

さらに彼らは、スケジュールの予期せぬ変更も苦手です。もしどうしても変更しなければならないときは、まず変更しなければならない理由をよく説明します。そしてその上で、変更した部分だけでなく、その日一日、旅行なら全部の行程について、時間と場所を詳細に示します。こうすることで彼らのパニックを最小限に留めることが可能なのです。部分的な説明で彼らを説き伏せようとしても、パニックを増幅させるだけです。

彼らは、たとえ高機能群であっても、自分で自分の持ち物の管理をしたり、学校や作業所での一日のスケジュールを決めることは困難です。知能は正常、あるいは正常以上であっても、スケジュールや持ち物の管理には、周囲の人の援助が必要なのです。

自閉症スペクトラムの人は、社会性の障害に付随して、自分と他人との境界があいまいなところがあります。

たとえば、ピクニックで敷物を敷いてお弁当を食べているときに、他人の場所につかつかと入り込んでいったりします。このように「暗黙の了解」ともいうべきあいまいな境界線には注意が及ばないのです。

このことは高機能群でも同じです。この場合にも、やはり明確に境界線を示してあげることが必要です。

以上のように、自閉症スペクトラムの人は、それが高機能群であっても、時間と空間という内的な構造がなく、私たちが生きていく上で自然に身に付けるスキルが欠落しています。ですから、私たちはその部分を補う必要があるのです。何度も繰り返し説明し、さらに視覚的構造化ができれば、彼らの被る不利益は軽減すると考えられます。

親はどう対応すべきか

◆外出をためらわない

自閉症スペクトラムの子どもを持つ親は、その障害が長期にわたることを初めて知ったときに、さまざまな感情にとらわれます。一般的に親は、自分の子どもが健全に育ち、いずれは自立して親元から離れていくのは当然のことと考え、子どもの将来に自分たちなりの願望を託しています。そのため、自分の子どもがたとえ高機能群であっても、自閉症スペクトラムという診断によって、願望を大きく修正しなければいけないことに非常に落胆します。

最初、たいていの親は、自分の子どもの様子がどこかおかしいと思っても、このぐらいは正常範囲内だろうと自分たちを納得させて、悪い予感を否定し、なにか一つきっかけさえあれば正常に戻るだろうという幻想を抱き続けます。

しかしながら多くの場合、幻想はしだいに崩れ、自分たちと関わろうとしない、他の子どもとはなにかが違う自分たちの子どもを思い、重い腰を上げて専門家に診断を依頼するのです。

自閉症スペクトラムという診断を受けた後も、多くの親はなかなかそれを受け入れることができず、しだいに子どもの障害について自分たちを責めるようになります。

そういうときに大切なのは、自分たちを責めることではなく、その子の将来にとって今なにをすべきかを考えることです。これまで私が述べてきたように、親の育て方のせいで自閉症スペクトラムになったわけでは決してないのですから。

子どもの将来のために、周囲に援助を求めることをためらってはいけません。身内は協力を惜しまないでしょうし、私たちのような医療者に援助を求めるのは当然の権利です。社会資源をできるだけ活用するようにしなければなりません。

まれに親戚などで、障害のある子が生まれてきたことを責めたり、親の育て方が悪いからこうなったなどと、見当外れの非難を浴びせる人がいるかもしれません。こういう底意地の悪い人はどこにでもいるものです。このような人には毅然とした態度で接し、根拠のない非難は黙殺し、正確な情報を提供してください。それでも聞き入れないようなら、無視してください。

自分たちが援助を受ける気持ちになれたら、できるだけ早く専門家による療育を開始してください。

後述しますが、早期に診断を受けて、早期に療育を開始したほうが、そうでない場合に比べて、後々の社会適応がよくなります。これは高機能群でも同じで、いくら知能指数が高くても、社会適応とは比例しません。

子どもがレストランやデパートなどでパニックを起こして叫んだり、突然興味のあるものを手に取ったりするので、親は外出を控えがちになります。高機能群の場合、外見上、なんら普通の子どもと変わらないために、大声を出したりすると、非難を浴びせられることもあるかもしれません。

けれども外出をためらってはいけません。非難は的外れなものであるし、彼らの苦手なところを教えて、より適切な対応を導くのに、外出ほど役立つものはないからです。同様に旅行もためらわないでください。将来的に役立つものになるはずです。

親が子どものためにすることで、無駄になることはありません。一人ひとり成長の程度は異なりますが、必ず前に進んでいきます。

両親は、ついお互いのせいにしてしまいがちです。たとえば「お前の育て方が悪いからこうなった」とか「あなたが仕事ばっかりで無関心だったからこうなった」などと非難し合ったりします。こんな言い合いはまったく無益です。両親のせいで子どもが病気になったわけではありませんし、家族が協力してこそよりよい成果が期待できるのですから。

◆兄弟への対応

兄弟がいても、親はどうしても自閉症スペクトラムの子どもに多くの時間を割《さ》くことになります。無理は承知の上で書きますが、できるだけたくさん、他の兄弟に接する時間も設けてあげてください。毎日少しでも、可能な限り、他の兄弟にも愛情を示してください。それが結果としてよい兄弟関係を築くことになります。彼らは、同年代の子どもとはうまく遊べないかもしれないけど、自分の兄弟とは遊ぶことができます。やはりここには兄弟ならではの思いやりが感じられます。兄弟と遊ぶことは、彼らにとって貴重な体験となり、彼らが対人関係を学ぶことに大きく寄与します。

ただし、親は、自分たちが亡くなった後のことを兄弟に託してはいけません。親はなるべく早い時点から、自分たちが亡くなった後のことも考え、自閉症スペクトラムの子どもが社会資源を使いながら一人で暮らしていけるように、援助が必要ならば相応の入所施設を考えておくことが求められます。

まだ兄弟がいないときは、次の子どもを産むかどうかという問題もあります。たしかに自閉症スペクトラムの子どもの兄弟には、一般に比較して、自閉症スペクトラムの子どもが生まれる確率が高いというデータが存在します。けれどもこれはあくまでもデータであって、自閉症スペクトラムの子どもが産まれる確率よりも、そうでない子どもが産まれる確率のほうがはるかに高いのも事実です。

冷たい言い方に聞こえるかもしれませんが、次の子どもを産むか産まないかは、私たち医療者が決めることではありません。私たちは正確なデータを提供するだけです。最後の決断はご両親が行うしかありません。

いつ病名を伝えるか

ここでは高機能自閉症、アスペルガー症候群の高機能群について述べます。

まず、一歳半健診や三歳児健診では、高機能群の多くは、異常を指摘されません。その後、幼稚園や小学校に通うようになってから、他の園児や児童とトラブルを起こしたり、いつも一人でいたり、かんしゃくやこだわりが激しかったりすることで、医療機関を受診することがほとんどです。

いつ病名を伝えるかは、その人の病状や置かれている環境もあり、とくにマニュアル的なものはありません。ここでは、私がどうしているかをお話しします。

まず、親には一〇〇%確実な診断が付いた時点で、高機能自閉症、アスペルガー症候群の療育や予後、病状などについて、情報を伝えます。これは、できるだけ早期に療育を開始したいので、そのためには親の協力が不可欠だからです。病名が確実な場合には、初診時に病名を伝えることもあります。

本人には、病名を伝えることが治療に有益だと考えられる時点で伝えています。ただ、幼稚園や小学校低学年で伝えることはあまりなく、概ね小学校の五、六年生から中学校時代にかけて伝えています。

どういうときに伝えるかですが、一つのケースとして、本人が治療の意義をある程度理解でき、加えて、通院していることに疑問を唱えるようになったときがあげられます。

というのも、治療は本人の意思とは関係なく行われているので、熱中している遊びや好きなスポーツを中断して、わざわざ通院することをしだいに嫌がるようになるからです。「どうして自分だけ病院に行かなくてはいけないのか」と言うようになるのは自然なことであり、親が半ば強制的に病院へ連れていくのにも限界があります。このような時期は、高機能群の子どもには必ず訪れます。こういうときに、私は病名を伝えるようにしています。

彼らは高機能群であっても、生涯にわたって社会的サービス（たとえば地域で生活をするための社会的支援、就労援助サービス、補助金〈障害年金〉など）を受け続けなければならないので、なるべくやわらかく説明しています。

その人によって説明の内容は異なりますが、病名とともに、「君にはたくさんよいところがあるけれど、少し周りの人に誤解されてしまうことがあるね」と付け加えるようにしています。

早期の療育の有効性——知的能力の高さと安定就労は一致しない

早期に高機能自閉症、アスペルガー症候群という診断がなされ、早期に療育が開始され、早期から家族間で障害に取り組んだほうが、そうでないケースに比べて適応の状態がよいことが、児童精神科医の杉山登志郎によって示されています。

私の印象も同じで、早期に診断が確定し、早くから障害を克服するべく、両親、本人、医療者が協力して療育に取り組んだ高機能群の人は、たとえ思春期にトラブルが生じても、あまりパニックに陥ることなく、仮に陥っても短期間で回復します。就労に関しても同様で、仕事上のさまざまな課題があり、時間はかかるけれど、自分なりに課題を克服し、自身を納得させながら仕事を継続することができます。

それはどうしてでしょう。理由として考えられるのは、早期から周囲の人が彼らをバックアップしながら支えていくので、彼らの拠《よ》って立つべき安全保障感が、そうでない人よりも安定しているという点です。

たしかに彼らは、他人の意思を汲み取ることは得意ではありません。けれども愛情を与えられているということは、人間の本能的な部分で感じ取っているのではないでしょうか。だからこそ、その人の基底となる部分がどっしりとし、思春期・青年期の荒波にも巻き込まれることなく、よい適応を示すのだと私は思います。

杉山は、早期療育を受けた者は、ローナ・ウィングの言う受け身型が圧倒的に多かったとしています。この受け身型が多いというのは、安全保障感によるものではないかと思います。つまり、たとえ他人の意思がうまく理解できずパニックに陥りそうになっても、どっしりと構えていられるからこそ、受け身型になるのではないでしょうか。

さらに杉山は、知的能力の高さと安定就労はまったく一致しないと述べています。むしろ知的能力の高い、ローナ・ウィングの言う積極・奇異型に、安定した就労が少ないとも述べています。このことも、安全保障感の大切さを示しているのではないでしょうか。つまり、知的能力の高さ——ＩＱの高さ——よりも、周囲の人が愛情を注ぎ、早い時期から療育に取り組むことが、彼らによりよい安全保障感を生み、長期的な予後を改善し、安定した生活につながるのです。

いじめと被害妄想——早期療育の効果を損なうもの

自閉症スペクトラムの子どもは、高機能群であっても、その多くがいじめの対象になってしまいます。先の杉山によれば、高機能群の約八割がいじめに遭っていたといいます。いじめがよくないのは当然のことですが、自閉症スペクトラムの子どもにとっては、早期療育の効用である安全保障感に揺らぎをもたらすのが大問題であり、いじめに遭った高機能群の子どもの適応状態は、そうでない子どもよりも悪くなってしまうのです。これはなにも日本に限ったことではなく、世界中の多くの自閉症スペクトラムの人が、いじめに遭っています。

いじめの原因として最も大きいのは、自閉症スペクトラムの人に対する無理解によるものだと私は考えます。プロローグにも書きましたが、専門家である医者でさえ、「社会的ひきこもり」と自閉症の違いを知らないというお粗末な現実がいまだにあるのです。二〇〇四年に放映された『光とともに』というテレビドラマで、初めて自閉症がどういう病気かを知った人も多いのではないでしょうか。

自閉症スペクトラムの人は、たしかに多くの特徴的な面を持っていますが、それらは私たちの社会的常識を超えたところに存在し、一見しただけではわかりにくいのです。高機能群ではなおさらです。そのため、単なるわがままな人間と誤解されてしまい、それゆえに仲間外れにされたり、いじめの対象になったりするのです。

まず、私たちがすべきは、自閉症スペクトラムの正確な知識を一般の人に啓蒙することです。私のような医療者はもちろんのこと、教育関係者にも現状を打開するために啓蒙活動を積極的に行って欲しいものです。

いじめは、早期療育の利点を損なうように機能し、しばしば一過性の被害妄想を生じさせます。統合失調症の人によく見られる被害妄想のように、私たちが了解できない突拍子もない妄想ではなく、実際のいじめの加害者に関する妄想であることが多いのです。彼らは、学校を卒業してからも、加害者が家の前で待ち伏せしている、作業が上手にできないように誰かが仕向けている、などと話すことがあります。

また、いじめに遭ってまもなく、周囲がすべて敵に思え、しばしば非常に興奮するようになり、いすや机を投げつけるような暴力行為に至るケースもあります。

こうなると、せっかくそれまで積み上げてきたものが大きく崩れてしまいます。社会性の障害のために、ただでさえ周囲とうまく付き合うことが苦手なのに、それまでコツコツと習得してきたものが水泡に帰し、回り道を余儀なくされてしまうのです。悪くすれば、短期間であっても精神病院への入院を考慮しなければならないこともあります。

いじめは、私が知るケースでは、すべて学校内で行われ、そのほとんどが、とくに小学校高学年から中学生にかけて起こっています。これには、私たち医療者の啓蒙活動の不足もありますが、担任教師の無理解が厳としてそこに存在していました。ある教師などは、こともあろうに「勝手な生徒はいじめられて当然」という態度をとっていたのです。こういう教師には猛省を促したいと思います。教育関係者には、是非とも早期に自閉症スペクトラムについての知識を普及してもらいたいと願います。

友人関係と恋愛関係

高機能群であっても、自閉症スペクトラムの人は、そのほとんどが真の意味での友達を作ることができません。彼らは、たとえばポケモンのキャラクターの知識を交換したり、サッカー選手の情報を話したりすることはありますが、そこで相手の意向を汲み取ったり、そこから発展して、相手の興味あることが自分と違っていても、相手から情報を得て、自分の世界を広げていったりするようにはなりません。交流らしきものはあっても、そこに感情が伴うことはありません。すなわち、真の意味での友達にはなりえないのです。

私たちは、知らず知らずのうちに、お互いに助け合ったり、相手がなにを思っているのかを考えてから行動するようになります。しかし自閉症スペクトラムの人は生来的にこの能力が欠けているので、一般的に友情と呼ばれるようなものは育たないのです。

たいていの高機能群の人は、思春期になるとガールフレンド、ボーイフレンドが欲しいと思うようになります。しかし、これは好きだというような感情ではなくて、他の同年代の人がそうしているから自分もそうしたい、というものです。その一方で彼らは、多分にマニュアル的なものを基準とするので、かわいい、きれいな、カッコいいガールフレンド、ボーイフレンドを求めるようになります。

残念ながら、この恋の結末がハッピーエンドに終わることはまずありません。というのも、相手の意に沿って、気を惹くことなど到底不可能なので、相手からすれば、彼の言動はとても容認できないものなのです。

たとえば、デートのときに相手が自分の好きな映画の話をしても、次のデートで「その映画を見に行こう」とはならないし、誕生日に他の人はかわいいイヤリングをもらって喜んでいたという話をしても、相手に誕生日プレゼントをあげることもありません。相手の意図がわからないのですから、これは致し方ないことですが、付き合っている相手からすれば、これは淋しいことです。ですから関係が長続きしないのです。

もし彼らとずっと一緒にいようという気持ち、決意があるなら、彼らの障害をまるごと受け止めるしかありません。家族は別にして、このことに耐えうる人はそうはいないと思います。

たしかに彼らの多くに、私たちにはない能力があるので、彼らの障害をすべて受け止める覚悟があれば、一緒にいることで、その能力が比類なきものに高まる可能性はあります。けれどもこれは、言うは易く行うは難しの典型かもしれません。

就職と結婚

もし自閉症スペクトラムの人が一般企業へ就職できれば、すばらしいことです。企業へ就職できて、彼らの特殊な能力が発揮できる場所が与えられれば、それは彼らの自信になり、彼らの持っている障害も目立たなくなる可能性が大きいからです。実際に、私の患者のなかにもコンピュータ関連会社のシステムエンジニアとして就労している人がいますし、銀行員や公務員になった人もいます。ただ、一般的に見て、みんなが名前を知っているような会社に就職している人は少数で、多くの人は工場勤務をしています。けれども一般的な形の就労であろうと、障害者の雇用という形の保護的な就労であろうと、働いてお金を得ることは、彼らに大きな自信を与えます。

就労には自閉症スペクトラムのことを理解している雇用主と、彼らを許容してくれる同僚が不可欠です。これまで述べてきたように、高機能群でも自閉症スペクトラムの人には強いこだわりがあり、変化を嫌うからです。つまり、しばしば指示が変わるような作業や複雑な工程を要する組み立てなどには、適さないでしょう。それに彼らは、大きな声で威嚇的に頭ごなしに指示を与える人に対しては、すぐに困惑してしまいます。また、過敏性のために騒音や明るすぎる光も悪影響を与えます。

さらに、一般の人よりも具体的に指示しなくてはなりません。「あとだいたい二、三時間で休みね」というあいまいな指示は彼らを混乱させます。具体的に「三時一五分で作業を終わって、三時四〇分まで休憩」と指示しなければなりません。休憩についても「適当に休んでね」では、彼らは困ってしまいます。「休憩室でコーヒーを一〇分間飲んでね」と言う必要があります。

このように、普通の人に対しては気にしないようなことまで、雇用主や同僚は配慮しなくてはなりません。このことは彼らを雇用する上でのデメリットになるかもしれません。

けれどもその一方で、いったん、職場に適応さえすれば、労働に対しては誠実に、そして勤勉に勤めます。ときにはあまりにも正確で完璧な仕事をしようとするために生産性が悪く、非効率的なことさえありますが、ペースを崩さないので作業は捗《はかど》るし、手を抜かずにていねいで緻密な仕事をします。

彼らの苦手なところを理解して、得意な分野を活かせる職場が増えることは、彼らにとってはもちろんのこと、私たちの社会にとっても有益なことだと私は思います。

高機能群の人が、人生の目標の一つに結婚をあげることがあります。また、多くの親は、自分の子どもがいつか結婚して家庭を築いて欲しいと願っています。けれども現実には、結婚している人はほとんどいません。

これは、先に述べたガールフレンド、ボーイフレンドを作ることと同じで、相手の気持ちがわからないという社会性の障害のために、他人と生活を長く共にすることが難しいからです。もしパートナーとなる人が彼らのすべてをあるがままに受け入れることができれば結婚も可能かもしれませんが、実際問題として極めて低い確率でしょう。

また、仮に結婚しても子どもの問題があります。子どもを産むかどうかは本人たちの意思によりますが、自閉症スペクトラムの人が結婚して子どもができた場合、その子どもは自閉症スペクトラムである率が有意に高いこと、さらに障害のために子育てに大きな困難を伴うであろうことを肝に銘じておかねばなりません。

非行と犯罪

自閉症スペクトラムの人は、法律に触れるような行為をすることはまれです。なぜなら彼らの多くは規則に従って行動することにこだわりを見せるからです。

ただ、ほんのごく一部ですが、彼らの社会性の障害が、他人へのまったくの無関心という形をとることがあります。そういう彼らの興味が反社会的行為と結びつけば、犯罪が起こることがあります。

その際たるケースが、二〇〇〇年五月に起こった愛知県豊川市の主婦殺人事件ではないかと私は思います。当時一七歳の少年は、六四歳の主婦を殺害。その動機として「人を殺す体験をしてみたかった」と述べました。後に少年はアスペルガー症候群と診断されました。

彼が述べた「人を殺す体験をしてみたかった」という動機は、他人に対する共感の欠如、他人の感情がわからないというアスペルガー症候群の社会性の障害が、最悪の形で出現したと考えられるのです。

二〇〇四年に保護観察処分となった神戸児童連続殺傷事件の酒鬼薔薇聖斗も、アスペルガー症候群が疑われています。

ただ、豊川主婦殺害事件の少年も酒鬼薔薇聖斗も、社会性の障害だけでは彼らの犯罪を説明しきれず、現代社会の病理が反映されていると考えられます。つまり、現代社会の「人が死ぬ」ということへの実感の乏しさが、彼らの社会性の障害やこだわりと偶発的に結び付くことによって、犯罪が生じたのかもしれません。

また、友達の作り方がわからない高機能群の人が、不良グループに近づいてしまうというケースがあります。けれども彼らはあまりに不器用であり、なんらかの事件を起こした際、他の人は逃げおおせても、彼らだけが警察のお世話になってしまうこともあります。これは不幸なケースですが、数多く見られるわけではないので、このことが犯罪率に直結しているわけではありません。

最後にもう一度強調しておきたいのは、自閉症スペクトラムの人が犯罪や非行に至る率は低いということです。エキセントリックな事件が起こり、自閉症やアスペルガー症候群という名前がでてくると、あたかも多くの自閉症スペクトラムの人が犯罪を起こすような錯覚に陥りますが、決してそういうことはありません。

彼らに関しては、早期診断と早期療育が行われれば、犯罪や非行の出現率も低くなることが示唆されています。ですから、もし高機能群という可能性が考慮されるならば、家族だけで悩みを抱えるのではなく、なるべく早く医療機関や公的機関に援助を求めるべきなのです。

エピローグ

本書を書き終えて、自閉症スペクトラムの人――なかでも軽度発達障害と呼ばれる高機能自閉症やアスペルガー症候群の人たちが、彼らの病理の重篤さとは逆に、いかに世間の無理解にさらされているのかを改めて痛感しました。

世間の彼らに対する冷たさは、彼らの社会性の障害に由来しています。私たちが成長過程で自然に身に付けるはずの、他の人の気持ちをわかる・考えるという能力が、彼らには生まれつき欠落し、大人になっても自然に覚えることはありません。このため、周囲の人は彼らをまったく理解できないのです。とくに高機能自閉症やアスペルガー症候群などの高機能群は、知能は正常で外見から障害がわからないために、周囲からは、「わがままな人だ」とか、「親のしつけはどうなっているのだ」と思われがちです。しかし本書で一貫して述べてきたように、こういった批判はまったくの見当外れと言わねばなりません。

本書でもこれらの障害についてさまざまな側面から述べてきましたが、外から見えない彼らの能力の欠如は、自閉症スペクトラムの人たちと直接関わらない限り、おそらく想像することはできないのではないでしょうか。私にしても、精神科医となって彼らと関わっていなければ、他人の気持ちがわからない・考えられないということなど、思いもしなかったでしょう。

つまり、これほど特異な障害が、社会性の障害なのです。この障害は、決して精神的な甘えや葛藤から生じるものではありません。純粋に器質的な障害であり、しかも目に見えない摩訶不思議な障害なのです。

このような重篤な障害を持つ自閉症スペクトラムの人は、ローナ・ウィングも述べているように、私たちの世界に入ってくることはできません。私たちが日々経験を積み重ねていくような、世の中の人と人との付き合いという世界は、彼らにとっては想像もつかない別世界なのです。ですから私たちは彼らの世界を想像し、私たちのほうから入っていく努力をしなければなりません。

この努力は必ず実を結びます。本書で何度も述べたように、早期に療育を始めるほど、よりよい結果をもたらすことができるのです。

本書では、私たちが彼らに対してできることを可能な限り書いたつもりですが、もっとたくさんのことを語りえたのではないかとも思っています。

さらに注目すべきは、多くの自閉症スペクトラムの人に認められる、私たちには持ちえない秀でた能力の存在です。

重篤な社会性の障害の一方で、彼らの多くに見られる超人的な能力の存在は、私たちに人類の可能性を感じさせてくれます。天才的な記憶能力、音楽的な才能は、私のような凡人には測るべくもありません。彼らは、私たち人類の潜在能力を体現しているのではないか、と私には思えるのです。

その驚異的能力は、彼らの病理の重篤さと引き換えに与えられた、人間の潜在能力を顕在化した天賦の才能のように私には思えます。つまり、人類に付着した多くの垢《あか》を取り払って、純粋な結晶を沈殿させれば、彼らのように天才の領域に達するものが精製されるのではないかと、思うのです。

自閉症スペクトラムの人たちの障害が早期に認識され、できるだけ早期に療育されることを、私は期待します。なぜなら、それが彼らの幸せにつながるからです。さらに高機能群においては、その診断が正確に付けられることを願ってやみません。それは、彼らの診断が精神科医でもなかなか困難だからです。

　本書によって、一般の人々に彼らのことを少しでもわかってもらえれば、こんなにうれしいことはありません。自閉症スペクトラムという概念がもっと世の中に浸透すれば、彼らの純粋さと驚異的な能力が、人類の埋もれた潜在能力を引き出すことになるでしょう。さらに彼らの生き様は、「生きる」ということの哲学的な意味を考える機会を私たちに与えてくれるように思います。一日も早く自閉症スペクトラムの概念が世の中に浸透することを祈念しています。

　最後に拙著『人格障害かもしれない——どうして普通にできないんだろう』に引き続き、本書の制作に尽力してくださった光文社新書編集部の三宅貴久さんに感謝の意を表したいと思います。

参考文献

高橋三郎、大野裕、染矢俊幸訳『DSM－Ⅳ　精神疾患の分類と診断の手引』医学書院、一九九五

中根允文、岡崎祐士『ICD－10　精神・行動の障害マニュアル』医学書院、一九九四

ローナ・ウィング（久保紘章、佐々木正美、清水康夫監訳）『自閉症スペクトル－親と専門家のためのガイドブック』東京書籍、一九九八

内山登紀夫、水野薫、吉田友子編『高機能自閉症・アスペルガー症候群入門――正しい理解と対応のために』中央法規、二〇〇二

杉山登志郎編『アスペルガー症候群と高機能自閉症の理解とサポート』学習研究社、二〇〇二

テンプル・グランディン、マーガレット・M・スカリアノ（カニングハム久子訳）『我、自閉症に生まれて』学習研究社、一九九四

ドナ・ウィリアムズ（河野万里子訳）『自閉症だったわたしへ』新潮文庫、二〇〇〇

ドナ・ウィリアムズ（河野万里子訳）『自閉症だったわたしへⅡ』新潮文庫、二〇〇一

森口奈緒美『変光星――ある自閉症者の少女期の回想』飛鳥新社、一九九五

戸部けい子『光とともに――自閉症児を抱えて　1巻～6巻』秋田書店、二〇〇一～二〇〇四

中根晃編『こころの科学37　特別企画＝自閉症』日本評論社、一九九一

佐々木正美監修・指導・文、宮原一郎画『TEACCHビジュアル図鑑　自閉症児のための絵で見る構造化』学習研究社、二〇〇四

杉山登志郎『自閉症の体験世界　高機能自閉症の臨床研究から』小児の精神と神経 40(2)：88-100,

2000
『臨床精神医学講座11　児童青年期精神障害』中山書店、一九九八
酒木保『自閉症の子どもたち——心は本当に閉ざされているのか』ＰＨＰ新書、二〇〇一
榊原洋一『アスペルガー症候群と学習障害』講談社＋α新書、二〇〇二
榊原洋一『「多動性障害」児』講談社＋α新書、二〇〇〇
上野一彦『ＬＤとＡＤＨＤ』講談社＋α新書、二〇〇三
金澤治『ＬＤ・ＡＤＨＤは病気なのか?』講談社＋α新書、二〇〇三
柘植雅義『学習障害（ＬＤ）——理解とサポートのために』中公新書、二〇〇二
磯部潮『不登校を乗り越える』ＰＨＰ新書、二〇〇四

磯部潮（いそべうしお）
1960年三重県生まれ。名古屋市立大学医学部卒業。医学博士。臨床心理士。現在、いそべクリニック院長、東京福祉大学教授、日本医療福祉専門学校専任講師、愛知県教職員組合メンタルヘルス顧問医。専門は、身体表現性障害、ひきこもりや不登校などの思春期・青年期の精神病理、境界性人格障害の精神病理など。著書に『体にあらわれる心の病気』『不登校を乗り越える』（以上、ＰＨＰ新書）、『人格障害かもしれない』『「うつ」かもしれない』（以上、光文社新書）、『「ひきこもり」がなおるとき』（講談社＋α新書）などがある。

発達障害《はったつしょうがい》かもしれない　見《み》た目《め》は普通《ふつう》の、ちょっと変《か》わった子《こ》

2005年4月20日初版1刷発行
2006年11月30日　7刷発行

著　者 — 磯部潮
発行者 — 古谷俊勝
装　幀 — アラン・チャン
印刷所 — 萩原印刷
製本所 — 関川製本
発行所 — 株式会社光文社
東京都文京区音羽1　振替00160-3-115347
電　話 — 編集部03(5395)8289　販売部03(5395)8114
業務部03(5395)8125
メール — sinsyo@kobunsha.com

 ISBN 4-334-03301-6

光文社新書

185 築地で食べる 場内・場外・〝裏〟築地　小関敦之

186 自由という服従　数土直紀

187 金融立国試論　櫻川昌哉

188 ラッキーをつかみ取る技術　小杉俊哉

189 「間取り」で楽しむ住宅読本　内田青蔵

190 幻の時刻表　曽田英夫

191 さおだけ屋はなぜ潰れないのか？ 身近な疑問からはじめる会計学　山田真哉

192 時間の止まった家 「要介護」の現場から　関なおみ

193 おんなの県民性　矢野新一

194 黒川温泉　観光経営講座　後藤哲也・松田忠徳

195 アンベードカルの生涯　ダナンジャイ・キール　山際素男 訳

196 人生相談「ニッポン人の悩み」 幸せはどこにある？　池田知加

197 経営の大局をつかむ会計 健全な〝ドンブリ勘定〟のすすめ　山根節

198 営業改革のビジョン 失敗例から導く成功へのカギ　高嶋克義

199 日本《島旅》紀行　斎藤潤

200 「大岡裁き」の法意識 西洋法と日本人　青木人志

201 発達障害かもしれない 見た目は普通の、ちょっと変わった子　磯部潮

202 強いだけじゃ勝てない 関東学院大学・春口廣　松瀬学

203 名刀　その由来と伝説　牧秀彦

204 古典落語ＣＤの名盤　京須偕充